Prof Juan Pablo Moltó Ripoll.   Acupuntura Científica

2

DE LA AGUJA AL GEN

Acupuntura Epigenética
Juan Pablo Moltó Ripoll

Editorial PNA

Datos del libro:
Autor: Juan Pablo Moltó Ripoll
Instituto Español de Acupuntura Científica
Cocentaina (Alicante) España
03820
ISBN: 9781659966435
Queda prohibida la copia o reproducción de cualquier tipo de este libro.
Enero 2020

Agradecimientos

En esta nueva obra quiero agradecer a todo el mundo que hace posible que mí trabajo llegue a cada rincón del mundo. Somos muchos ya los que estamos en este nuevo movimiento llamando Acupuntura Científica.

Sin embargo, este libro en algún sentido es especial, pues lo empecé a escribir hace unos años, cuando descubrí que mi madre estaba enferma de Polineuropatía Congénita Familiar (PAFF). Como ven aparece la palabra congénita, esa palabra siempre fue esquivada en mi práctica clínica, ¿por qué?

Según lo que siempre había leído el Jing es heredado de nuestros padres y es intocable, por lo tanto pensé: todas las enfermedades que tengan un origen en el Jing de Riñón ¿¡para que estudiarlas!?. Y eso hice, las soslaye durante años, de hecho, me entregue al estudio de patologías como el cáncer, que si bien también tienen un componente genético, aunque el mecanismo es otro. Curioso, pero también fue mi madre quien me motivo a ello, pues en su vida tuvo dos procesos oncológicos, que habíamos controlado. Hasta que un día después de un proceso largo de investigación médica, y de meses de incertidumbre con signos extraños que bien podían ser un nuevo tumor, se da por fin con su patología. Proceso largo que le había estado impidiendo tener una vida con calidad en sus últimos años. Esa enfermedad era como señale el PAFF. Es una enfermedad rara, de las llamadas genéticas, de tipo dominante, se encuentra en el cromosoma 18 y tienen una penetrancia de más del 90%. En pocas palabras, tuve que dar un giro espectacular en mis estudios y empezar a estudiar genética, por dos motivos; el primero era ayudar a mi madre en lo máximo que como acupuntor pudiera, y como hijo, y el segundo, es que tanto yo como mi hermano teníamos un 50% de posibilidades de tener la enfermedad y estar ya enfermos.

El destino quiso que ni yo ni mi hermano la tuviéramos, así que ese respiro encontramos. Me dejo tener una mente más clara, pues el pronóstico durante los seis meses de espera de los resultados era negro. Hasta que un día mi mama tomo el camino de irse al otro lado y estar de otra manera junto a mí y mi hermano.

Sabiendo que mis conocimientos no pudieron llegar a entender el proceso, pues el tiempo fue corto, decidí dejar el proyecto y dedicarme a una acupuntura más factible, de ahí pasé otra vez a mis estudios en Psiconeuroinmunoendocrinología y mis trabajos en inmunología.

Pero ¡que tiene la vida, que otra vez pone delante de mí la enfermedad!, en este caso de otro familiar, y más posibilidades de más encuentros con la PAFF. Esta vez decido llegar hasta lo más profundo de la medicina china para poder desarrollar una esperanza en una aproximación epigenética a esta hermosa enfermedad que como todas son la expresión de la vida truncada, necesaria para la vida plena.

Doy gracias a mi madre, por ser una persona que supo llevar sus enfermedades y tuvo la valentía de aceptarlas tal y como le vinieron, su filosofía estoica sin duda ha sido modeladora de mi proceso mental, que me ha convertido en un soñador que intenta entender el proceso de la vida a través del proceso de la enfermedad, aislado del resto de pensadores y sin limitaciones dogmáticas y académicas. Hasta que entendí que la enfermedad es una parte de la vida, al igual que la muerte una manifestación de lo que esta vivo, en un devenir llamado tiempo. Solo el tiempo tenemos y me engancho a él como un niño en busca del sentido de la vida, yo lo encontré en la escritura y en mi amada ciencia, que aunque limitada como todo en la vida, me da fuerzas para seguir entendiéndola.

Doy Gracias a mi madre y mi tio.
Y vamos a por todas ¡tía!!…. Y espero la lista termine aquí.

Somos un proceso llamado vida, llevamos vivos miles de años en un cordón llamado Jing-Genotipo manifestado en un YuanQi-Fenotipo.
Siempre hemos estado saltando del yin al yang en un eterno devenir.
Solo los procelosos designios del destino nos mantienen en la incertidumbre de eso que llamamos vida.
Es pues un aquí y ahora, es tiempo de escribir y de entender.
Espero les guste esta obra que juega con el destino y la mente de un Asperger.

Tabla de contenido

Agradecimientos *5*

Prólogo *11*

Introducción *13*

Capítulo 1: Las cinco moléculas esenciales de la célula *15*

    Las moléculas. Su estructura yin y su función yang. 16

    Moléculas y membranas 16

    El agua y la acción de punturar 18

    Las cinco familias de moléculas 18

    Los glúcidos y la Madera 18

    Los lípidos y la Tierra 20

    Los ácidos nucleicos y el Agua 20

    Las proteínas y el Fuego 22

    Funciones de los aminoácidos en relación con la MTC 23

    Los aminoácidos y la acupuntura 29

        Aminoácidos y depuración: eliminación de la Humedad 29

    Las proteínas y su forma tridimensional. 32

    Las enzimas 33

    Las Coenzimas (iones) y el Metal 34

Capítulo 2: La membrana *35*

    La estructura de membrana 35

    La Membrana es el cerebro de la célula. 38

    Los espacios de Pischinger y la acción de la acupuntura 39

Capítulo 3. Bioenergía y metabolismo *41*

    El Bazo en Acción 41

    La energía libre y el ATP 45

    Glicólisis y ciclo de Krebs 46

    Mejorar el metabolismo con acupuntura 47

    La acupuntura y la oxidación 47

    La hormesis y la acupuntura 49

    ¿Se puede medir el ROS? 50

Capítulo 4. Fundamentos en biología molecular *53*

    Herencia y su estructura 53

    Los principios genéticos 53

    Genes y enzimas 56

Replicación del ADN.	57
Expresión de la información: Jing al YuanQI.	57
ARN	58
La función del Jing:	59
La transcripción.	61
La Traducción:	61
Actuación sobre el Jing.	62
El código genético.	62

Capítulo 5. Código genético e I´Ching 65

El comienzo de la vida por pares	66
Purinas y pirimidinas y las cuatro bases ordenadas según el ciclo Fu Hi	68
Los dos sentidos anterógrados y retrogrado	69
Codificación de bigramas a hexagramas. ADN a Proteínas	71
Codificación de la proteína	77
Los codones y los hexagramas.	78
Cielo, hombre y tierra.	79
Levógiro y dextrógiro y la vida según el yinyang	80
Dextrógiro y cáncer	81

Capítulo 6. Bases de la genómica y su relación con la MTC y los sistemas 83

Los cinco aspectos evolutivos en MTC.	84
El Hun	85
El PO.	85
Transcriptoma	86
Proteómica	86
Localización de las proteínas en la célula	87
Interacciones entre las proteínas	87
Biología de sistemas	87
Redes	87
La Cibernética, redes y ejes.	88
Saber más: ¿Cómo podemos modular los sistemas PINE?	92
Modulación Neurodistónica.	93

Capítulo 7. Genes y genomas 95

Gen	95
Función de los intrones	95
El Jing no codificable	96
Cromosomas y cromatina	96
Centrómeros	96
Telómeros	97
La senescencia	101
Inflamm-aging	101

La telomerasa **101**

Acupuntura y Telomerasa. **102**

Telomerasa y cáncer **103**
    El astrágalo estimula la Telomerasa 105
    La Cúrcuma inhibe la telomerasa 105

Capítulo 8. Epigenética *107*

Epigenética **107**
    El paisaje epigenético 108
    Metilación 110
    Histonas 110

Capítulo 9. Acupuntura (entorno) y Genes *113*
    Entorno y cáncer 113

A nivel Bioquímico y molecular (epigenética). **114**

Jean-Baptiste Lamarck algo de razón **115**

Capitulo 10. Estímulos emergentes a través de los marcadores somáticos. *119*

Qi Jing Ba Mai, la llave al Gen **121**
    Pa Kuas (ba gua) y Vasos maravillosos. 123

Capítulo 11. Estímulos emergentes y Epigenética *127*

Estímulos emergentes basados en el Qi Jing Ba Mai **127**

Los hexagramas y su modulación. **128**

Modulación basada en los aminoácidos y expresión génica asistida. ... **130**
    TRIPTOFANO 134
    GLICINA 136
    SERINA 138
    CISTEINA 139
    TIROSINA 139
    TREONINA 141
    ALANINA 141
    ARGININA 143
    Aminoácidos ramificados BAACs 144
    LEUCINA 145
    ISOLEUCINA 145
    VALINA 146
    FENILALANINA 148
    ÁCIDO GLUTÁMICO 149
    PROLINA 150
    ÁCIDO ASPÁRTICO 150
    ASPARRAGINA 152
    LISINA 152
    GLUTAMINA 153
    HISTIDINA 154
    STOP 155

Propuesta terapéutica **155**
    Anamnesis acertada. 155
    Determinación de la distonia (patrón). 156
    Determinación de los marcadores somáticos a utilizar. 156
    Estímulos emergentes. 156
    Ejemplo clínico. 156

- Cuplas energéticas 157

Capítulo 12. Inmunomodulación con lisadoterapia y acupuntura 159
- Introducción 159
- Las peptonas 160
  - Bases científicas de los lisados 160
- Los lisados de KAZAKOV 163
- Aplicación a la Medicina China. 165
- Cómo se obtienen. 165
  - Desnaturalización proteica 167
- Acciones: 168
  - Acción sobre los Zang Fu 168
  - Acción sobre la auntoinmunidad 171
  - Contraindicaciones. 173

Anexo A: Extraer CROMATINA DE FORMA CASERA 174
- Objetivos de la extracción de ADN 174
- Paso 1: preparación de solución salina-jabonosa 175
- Paso 2: preparación de las frutas 175
- Paso 3: adición de la solución de sal y detergente a la fruta 175
- Paso 4: separación del material sólido, proteínas y lípidos 175
- Paso 5: precipitación del ADN por acción del alcohol 175

Anexo (B). Embriogénesis según la Medicina China. 179
- Etapa embrionaria. 180
  - Agua. 180
  - Madera. 180
  - Fuego. 180
  - Tierra. 181
  - Metal. 181
  - Blastocisto 182

Anexo c: Análisis Cualitativos de los Patrones. 183
- Índice alfabético 185

Bibliografía

Prólogo

"Una enfermedad de un paciente no solo es una enfermedad, detrás hay una vivencia, y no solo hay una biología, hay una biografía. Se extiende mas allá del propio paciente."

Casi 25 años de servicio como sanitario desde la perspectiva de la medicina occidental y casi 20 trabajando con pacientes oncológicos, me han explicado con una metodología de abordaje científico las patologías, y aún así, tenia cada vez mas claro que no se puede llegar al abordaje de las patologías de manera integra; se nos quedan cojas las posibilidades.

Para ello encontré respuestas en la MTC; para poder ver, entender y explicar esas expresiones inespecíficas del organismo en determinadas patologías consecuencias de las distonías neuroendocrinoinmunologicas, que de por sí solas no aportaban la información suficiente al clínico como para encuadrarla en una determinada patología o especialidad, y que como mucho se podía hacer era realizar como buenamente se podía un control sintomatológico de cada circunstancia.

Cada vez que la MTC daba respuestas a las dudas, mas me sorprendía; personalidades consagradas de la MTC aportaban esta gracia. Pero lo que mas me ha extrañado es la gran suerte de coincidir de lleno en esta vida con una de las leyendas vivas de la MTC, que han marcado mí constante interés, sorpresa y curiosidad. Y no es menospreciar a los grandes que existen en el mundo hoy en día, escribo estas palabras como alumno suyo y como amigo.

Es una maravilla que tengamos a mano un profesional que es capaz de "crear" inferencias e hipótesis nuevas dentro del marco de la MTC que parece tan cerrada por la tradición inquebrantable a los tiempos, y que por ello perdura hasta hoy día su tradición. Pero creo que la tradición no está reñida con la innovación.

Nos encontramos ante un libro que es una autentica locura y joya. Primero en cuanto a la temática: ¡¡¡¡Genética y MTC!!!! ¿quien se atrevería a discernir científicamente sobre ello? ¡Solo un loco cuerdo!

En cuanto al desarrollo de la forma de enlazar ambas visiones es tremendamente innovador que Juan Pablo lo haga a través de I´Ching, empezando por el repaso genético, pasando por la biología molecular y conectando con el marco teórico YIN/YANG. Es una autentica búsqueda de conectores propia de mentes inquietas y libres. Una mente luminosa, de carisma revolucionaria que busca en todo momento de salir del yugo teórico sin dejarlo de lado. Un soñador y luchador de sus sueños.

Solo así se puede conseguir una avidez para conectar la ciencia en su estado mas puro con la tradición, quizás mas filosófica de la MTC como es el libro de las mutaciones u oracular.

En esta atrevida obra Juan Pablo ha sido capaz de dejarte enganchado con una lectura entendible, y dejando constante la marca de la intriga sobre todo por la temática tan poco habitual. Todo el mundo habla y reitera sobre las milenarias teorías de MTC, pero pocos innovan...o casi ninguno proyecta algo novedoso, y todo ello bajo el prisma de la evidencia científica. Es justo esto lo que personalmente a mi me deja loco, y por eso mismo me mantiene el interés en cada trabajo. Este libro permite rehuir de los convencionalismos y salir de la zona de confort o zona de ignorancia (como dice mi querido profesor José Sánchez).

Juan Pablo ha conseguido postular hipótesis de trabajo de la acupuntura en materias que hasta ahora nunca se habian tocado, como es la genética, es decir acupuntura genética. Por tanto si ya es de valientes en un mundo tan hermético a la tradición hablar de moléculas, fisiología e incluso biología, imagínense hacerlo con algo tan complejo como genes, cromosomas, histonas, expresiones génicas, genotipos, fenotipos......wow..... Solo los que son conscientes de su locura saben que están locos, y saben que alguno o algunos, más tarde o mas temprano tomaran la senda que tomó en su día el loco.

¡¡Grande Maestro!!
Gracias por permitir a un alumno prologar a su profesor

José María González San José
Especialista en Oncología y
Máster en Oncología Integrativa en MTC
Experto en inmunología AC.

*Me he dedicado a muchos proyectos de riesgo en mis años de trabajo,
Pero creo que si uno tiene una idea interesante tiene que asumir el riesgo
de fracasar y llevar a cabo el experimento.
Rudolf Jaenisch. Genetista*

Introducción

La Medicina China siempre se ha basado en la ley del macro universo y micro universo, es por ello por lo que: los seres humanos somos organismos multicelulares, así que no es de extrañar que compartamos patrones básicos de comportamiento con nuestras propias células. Todas las células eucariotas tienen su equivalente a nuestro sistema nervioso, digestivo, excretorio, endocrino, osteomuscular, piel, reproductor e incluso un sistema inmune primitivo, que utiliza una serie de proteínas parecidas a anticuerpos llamadas ubiquitinas (B.H. Lipton.2015)

Saber más

La ubiquitina puede asociarse a proteínas y marcarlas para su destrucción. El marcaje de ubiquitina dirige las proteínas al proteosoma, que es un gran complejo de proteínas que encontramos en la célula y que degrada y recicla proteínas innecesarias. Este descubrimiento ganó el premio Nobel en química en 2004

En la actualidad estamos atravesando un cambio sustancial en nuestra visión tradicional de la acupuntura. Si bien seguimos estudiando las metáforas que la tradición nos presenta, deberemos integrarlas dentro de un marco teórico más actualizado. Este loable trabajo nos ofrecerá una aproximación más real al sufrimiento humano y nos dotará de un conocimiento más profundo en las áreas tratadas.

Todos sabemos, y no lo voy a discutir aquí, que la ciencia moderna se ha convertido, desde las premisas marcadas por dos filósofos muy influyentes, en una filosofía excesivamente mecanicista. Descartes y Newton nos hicieron ver el universo y el cuerpo humano en nuestra cultura como una máquina, digna de ser tratada como tal. No se puede resumir mejor que con las palabras de Engel (1913-1999).

<<El cuerpo humano es una máquina, que puede analizarse desde el punto de vista de sus partes; la enfermedad es el funcionamiento defectuoso de los mecanismos biológicos que se estudian desde el punto de vista de la biología celular y molecular; la tarea del médico es intervenir; física o químicamente, para corregir las disfunciones de los mecanismos específicos>>

Esta mirada reduccionista y mecanicista ha preñado nuestros prejuicios. Mis colegas los acupuntores siempre critican esta mirada reduccionista, señalan una sustancial perdida de la visión sistémica del ser humano como un ser integral. Cuando en mis trabajos hablo de acupuntura científica, tenga claro el lector que tengo en mente siempre la mirada sistémica, sin embargo, eso no me impide ver lo específico del sistema complejo al cual me enfrento. Entender el funcionamiento de una unidad viva como es una célula, y más aún entenderla bajo la mirada sistémica basada en la tradición no puede hacer mas que enriquecer nuestros conocimientos. Percibo que cuando señalo que hacemos acupuntura científica, muchos colegas rehúsan el interés e incluso critican visceralmente este enfoque, sin entender que para nada es reduccionista y mucho menos falto a la tradición.

Aún así, reconozco que algunos colegas han intentado entender la función de la acupuntura a nivel molecular y puramente neurológico. Es decir, mecanicismo puro. Para mi esto es un intento de reducción a su efecto a un sistema en concreto y a además alertando a los tradicionales de tal grave error, con la propia estrechez de miras. No puede existir una acupuntura centrada en una reacción molecular sino más bien en una reacción de moléculas de información inmersas en redes.

Sin embargo, me gustaría aclarar en este escrito que la acupuntura científica se fundamenta en el modelo sistémico de la biología más vanguardista, se une a los conocimientos tradicionales a través de modelos basados en una biología de redes, donde lo psicológico le da la mano a lo inmunológico y lo endocrino en su sistema integrativo. Esto solo hace que sumar y no restar a nuestros amados conocimientos ancestrales, a los cuales siempre les guardamos pleitesía.

La Acupuntura Científica es sistémica, no reduccionista. Es ante todo tradicional, pues de la tradición desarrolla sus ideas. Se centra en la evidencia, pues es la única forma de demostrar que lo que hacemos es correcto. Y sobre todo es de la humanidad, pues está abierta a todo el mundo digno de querer entender qué mecanismos hay detrás de una punción, y como estos intervienen en una red de complejidad caótica y al mismo tiempo hermosa.

Les invito a dejar a un lado la mirada estrecha y el fundamentalismo tradicional ,y entrar en un mundo de complejidad sin igual, y emoción por descubrir.

Capítulo 1: Las cinco moléculas esenciales de la célula

Somos un conjunto de cientos de células diferentes que se ordenan siguiendo unos mecanismos de señalización externos e internos. La teoría oriental propone la existencia de unos canales que de algún modo organizan y dan forma a la construcción ordenada de nuestro cuerpo, una especie de mapa que configura la ordenación celular en sus diferentes linajes. Obvio que la ciencia moderna no reconoce la existencia de estos canales por la sencilla razón que no existen como de un tendón se tratara, sin embargo, debemos de entender que nuestros ancestros pudieron entender la biología moderna desde unas metáforas ancladas en sus posibilidades culturales y sociales de su momento. Hoy sabemos o intuimos la dinámica celular que ordena nuestra formación corporal y el cómo se desarrolla en los diferentes tejidos.

Sabemos que el cuerpo humano está compuesto por más de 200 tipos diferentes de células, todas estas células dan lugar a 5 tipos específicos de tejidos, esta clasificación en cinco tejidos es significativa, pues como todos sabemos la medicina china siempre catalogo el universo en cinco familias, la coincidencia con la medicina china en este sentido es asombrosa.

Los cinco tejidos son:

- Tejido epitelial
- Tejido conectivo
- Tejido líquido, sangre
- Tejido nervioso
- Tejido muscular

Es interesante saber que el tejido epitelial y el tejido nervioso proceden de la capa embriológica más externa, en este caso el Ectodermo. Este fenómeno da pie a la teoría por la cual se sustenta el mecanismo de acción de la acupuntura. En dicha teoría se señala que la piel de algún modo es una prolongación del sistema nervioso, y que al punzarla aparte de los fenómenos neurofisiológicos por activación de los nociceptores clásicos se activan conexiones que la ciencia aún no re-conoce pero que podrían explicar parte de los fenómenos observados en la práctica clínica. [Moltó 2019], por ejemplo, explicar el porqué punturar el 37VB puede activar el lóbulo occipital. Sin duda, hay mucho que descubrir o re-descubrir, pero de lo que no cabe duda es que el futuro está en la unión de los conocimientos en pro del desarrollo de nuestra ciencia.

Las moléculas. Su estructura yin y su función yang.

Una célula está compuesta por miles de moléculas, siendo el agua la molécula más significativa. El agua es una molécula polar, donde los átomos de hidrógeno poseen una carga positiva y el oxigeno una carga negativa, H_2O. Podemos decir que es una molécula básica de la ley yinyang. Gracias a esta polaridad puede enlazarse con otras moléculas. El agua tiene una carga tanto negativa como positiva y forma el 70% de la masa celular en su totalidad.

Es destacable señalar que estas cargas yin (-) yang(+) determinan parte de la biología molecular de la célula, pues las moléculas polares (+) son fácilmente solubles en el agua (hidrófilas) y las no polares (-) son escasamente solubles (hidrófobas).

Al ser hidrófobas tienden a juntarse lo mínimo posible con el agua, y generan estrechas relaciones entre sí. Esto hace que de algún modo se generen estructuras mayores, moléculas más yin (atendiendo su dimensión). El filósofo griego Tales de Mileto propuso que el principio de todas las cosas (o *arché*) era el agua (Padilla. Raez.2015). Curiosa esta propuesta pues del algún modo el agua participa en el origen de la vida. Por ejemplo, en los trabajos de S. Miller, donde en el 1920 consiguió recrear las condiciones atmosféricas del planeta y crear de esta forma las primeras moléculas orgánicas simples que podrían polimerizar espontáneamente. Siendo el agua la base donde todo esto sucede, y como no, con la ayuda de una descarga eléctrica (yang).

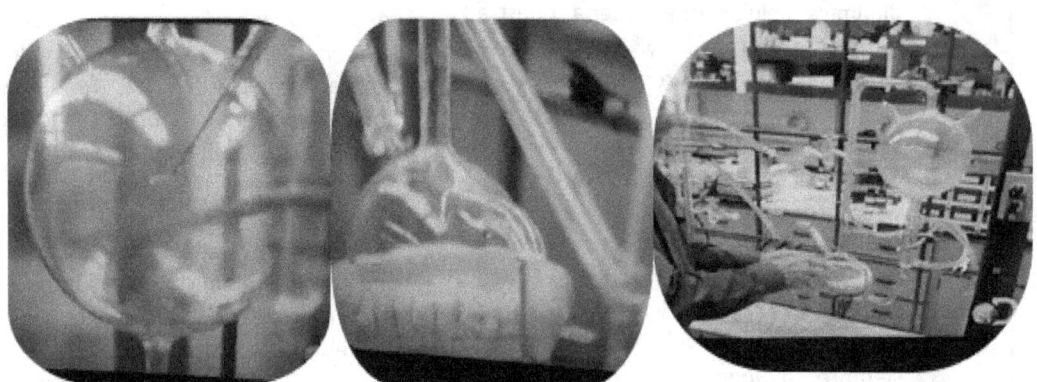

Fotos del autor. Prácticas de Biología Molecular, en Centro del desarrollo de las ciencias en Cordoba (España)

Moléculas y membranas

Es evidente que la acupuntura como tal actúa a nivel sistémico, sin embargo, es necesario entender que una célula en sí es un sistema inmerso en ese ecosistema llamado organismo. La propia célula como tal es un organismo que se puede entender bajo las mismas leyes de la propia tradición. Entender la célula a este nivel y llevarla a la expresión de la tradición sin duda nos abrirá las puertas a nuevos avances en nuestras investigaciones sistémicas.

Como sabemos las células son sistemas altamente complejos que actúan bajo redes de acciones entretejidas, atendiendo a las mismas leyes del propio yinyang y wuxing. Es así como la misma célula puede replicarse y expandir la vida a través de su Jing y yuanqi individual.

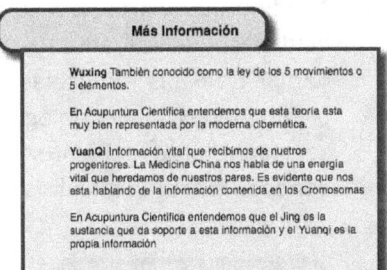

La Tradición en su origen desconocía lo que hoy sabemos acerca de la química y física, pues a ojos de nuestros ancestros todos estos fenómenos eran ignotos, por su propia naturaleza. Sería una estupidez negar los avances en química y física aplicada a la Medicina China, pues la vida orgánica hasta donde sabemos responde por igual a la química y física que de la vida inorgánica. Saber como la acupuntura científica (AC) influye sobre los procesos químicos moleculares solo podrá darnos miradas más completas de lo que realmente es el ser humano.

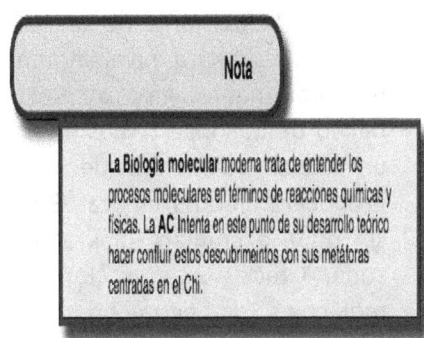

En este apartado hablaremos de las moléculas que actúan como sistemas organizados dentro de las células. Saber como la acupuntura científica (AC) puede modificar estos mediadores será de suma importancia.

La célula posee un órgano muy importante, la membrana celular que separa lo propio de lo ajeno, lo mismo que hace nuestra piel, a través de sus mecanismos de defensa tanto internos como externos.

Dentro del ecosistema celular tenemos, como señalamos en el apartado anterior, las moléculas de agua que son yinyang, por ser una molécula polar.

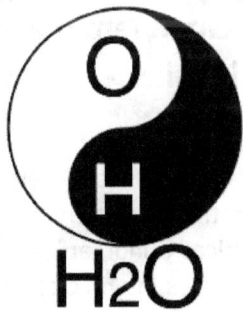

El agua puede provocar miles de reacciones químicas, esto la convierte en la base de la química y de la propia vida. En la Medicina China (MTC) siempre se hablo del inicio de los cinco movimientos siendo el agua el inicio y el fin.

El agua y la acción de punturar

Independientemente de la acción de la acupuntura sea a nivel inmunológico, humoral, neurológico etc... El simple hecho de que insertemos una aguja en un punto cualquiera de acupuntura provocara un edema local. Este edema sin duda acumulara más agua en esa zona. Gracias a su acción polar, las moléculas de agua podrán realizar enlaces o puentes de hidrógeno entre sí o con otras moléculas, así como interaccionar con iones (-) (+). Estas interacciones serán fácilmente llevadas a cabo en el agua por ser solubles las moléculas en la misma (hidrófilas). Por otro lado, las moléculas que no son solubles en el agua (hidrófobas) generaran un rechazo a esta situación. Este fenómeno es de crucial importancia en la dinámica celular interna y externa, y la AC puede mediar o potenciar estos fenómenos fisicoquímicos.

Las cinco familias de moléculas

En la dinámica celular vamos a encontrar cinco familias de moléculas orgánicas e inorgánicas que median las principales interacciones biológicas que nos definen como seres vivos.

- Aminoácidos
- Lípidos
- Iones
- Ácidos nucleicos
- Proteínas

En un reciente trabajo, mi colega y amigo Jeremías D.V Huber. (2019) las clasifico del siguiente modo:

Aminoácidos	Lípidos	Iones	Ácidos nucleicos	Glúcidos
Fuego	Tierra	Metal	Agua	Madera

Sin la menor duda cada elemento en este sentido tendrá una función determinada en la dinámica celular.

Los glúcidos y la Madera

O Carbohidratos pueden ser simples o polisacáridos y son nutrientes esenciales para las células.

En MTC se dice que cuando el elemento madera no necesita la xue, la almacena en el hígado y los músculos y cuando la necesita la extrae y la lleva allí donde se necesita a los MTM (Meridianos Tendinomusculares, por lo general). Es evidente que los ancestros no podían hablar de estas moléculas ajenas a sus posibilidades tecnológicas, pero acertadamente señalaron lo que hoy conocemos como glicólisis o glucólisis.

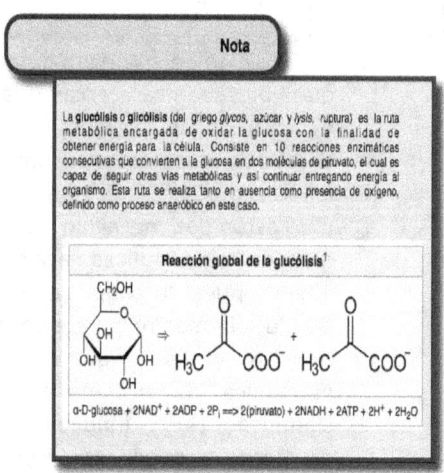

Fuente:https://es.wikipedia.org/wiki/Glucólisis#cite_note-len14- [foto Wikipedia] (David &Michael. 2004)

Las estructuras de azucares simples (monosacáridos) más representativos tienen de tres a seis átomos de carbono. ¿Por qué se llaman carbohidratos? La fórmula básica de estas moléculas es (CH2O) C= Carbo y H2O = Agua. Siendo el Carbohidrato más común la glucosa (C6H12O6).

Los monosacáridos pueden unirse entre sí mediante ciertas reacciones generando polisacáridos, siendo en los seres humanos el glucógeno el más importante. Existiendo en el hígado una de las zonas donde más glucógeno se almacena. Según la tradición:

El Hígado lleva el alimento a los músculos y lo retira en el reposo. Los tendones y los ligamentos mantienen su libre movimiento gracias a este órgano. Una Xu Xue de Hígado dificultará este proceso.

Nosotros sabemos que el páncreas secreta dos hormonas muy importantes para el metabolismo de los carbohidratos: la insulina y el glucagón.

En la literatura siempre se asoció como órganos zang al Bazo/Páncreas. Sin embargo, este punto es importante, pues tenemos que saber que el páncreas secreta dos hormonas, que cumplen una función puramente asociada al zang madera es decir hígado, la:

- Insulina, y
- Glucagón

La Insulina se utiliza para introducir los carbohidratos en el interior de la célula, es decir, almacenar. Cuando no necesitamos usar energías metabólicas la insulina será almacenada, como describe la tradición. Esta acción es anabólica, sin embargo, el mismo páncreas tiene una acción más, que es justo la contraria. Cuando necesitamos energía, esta debe salir de las células en las que se almacena para ser distribuida por todo el sistema, acción medida por el yang de hígado. Acción catabólica.

Debemos señalar que los polisacáridos y oligosacáridos son muy útiles en otras funciones celulares como en el mantenimiento de su estructura y la señalización celular. Por ejemplo, en las proteínas los oligosacáridos se encuentran ligados a ellas para marcarlas y dirigirlas a donde sean útiles.

Según las teorías de la MTC (Moltó.2019) el Hígado almacena la Xue, y cuando el cuerpo se mueve, esta surge y va a los meridianos y a los órganos. En reposo, la Xue se desplaza hacia el Hígado. Es evidente que aquí nos está hablando de la acción del glucagón y de la insulina.

Podremos entonces intuir que la estimulación del hígado con los puntos comando y con los puntos de acupuntura que lo estimulen actuarán sacando las reservas energéticas a la Xue. Es importante pues hacerse la siguiente pregunta:

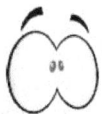

¿Qué sucede con un paciente que tiene diabetes tipo I? ¿La estimulación del Hígado puede generar algún problema en la regulación de la glucemia en dichos pacientes?

Debemos saber que uno de los problemas a los que se enfrentan los diabéticos sobre todo los Tipo I es a su regulación de la glucemia en fases de estrés. El estrés puede variar rápidamente los niveles de azúcar en sangre. Hoy sabemos que el estrés se asocia entre otros con el Yang de Hígado. Cuando un sujeto tiene un evento estresante, de algún modo elevara el yang sistémico y en concreto el de hígado, y como es evidente, las demandas de glucosa serán estimuladas, siendo esta una de las funciones del hígado (según la tradición). Es pues obvio que el acupuntor deberá saber si su paciente es diabético, y en consecuencia tener cuidado con los puntos que estimulen la función yang del hígado.

Los lípidos y la Tierra

Los lípidos también al igual que los glúcidos son una fuente de energía. Es por este motivo que cuando el Bazo/Estómago genera mucha energía la guarda en forma de Gao (Grasa). (G. Maciocia. 2015)

Los lípidos son importantísimos en la generación de la membrana celular, por otro lado, son muy importantes en la señalización celular. Los lípidos más comunes son los ácidos grasos. Los ácidos grasos se almacenan en forma de triglicéridos (triacilgliceroles o grasa). Como toda grasa, son insolubles en agua, por eso en el plasma se unen formando gotitas. Cuando se necesitan se pueden utilizar como moléculas de energía.

Es por eso por lo que cuando estimulamos el Bazo de algún modo vamos a ayudar a la degradación del famoso TAN. Puntos como el 40E o 36E tienen la acción de tonificar el organismo, es entre otras funciones por su participación en la trasformación de grasa en energía o la facilitación para tal fin.

Los ácidos nucleicos y el Agua

Aquí entramos de lleno en una parte de la biología molecular, importantísima. Son las moléculas que vamos heredando de nuestros ancestros, y configuran las moléculas de ADN y ARN. Son las moléculas de la información, donde esta nuestro YuanQi codificado en una sustancia JingQi.

De esto hablaremos mucho en los capítulos siguientes.

YuanQi
- Información

JingQi
- Soporte

ADN = Ácido Desoxirribonucleico
ARN = Ácido Ribonucleico

Existen varios tipos de ARN: el ARNm que es el mensajero. El ARN ribosómico y el ARN de transferencia, etc.. .

El ARN es nuestro mecanismo celular de construcción de proteínas, además el ADN actúa como catalizador de varias reacciones químicas.

El ADN y ARN son polímeros de nucleótidos, que consisten en bases de purina y pirimidina:

Purinas = Adenina (A) y Guanina (G)

Pirimidinas = Citosina (C), Timina (T) y Uracilo (U) para el ARN.

Estas bases forman cadenas polinucleotídicas que tienen un sentido, con un extremo de la

Cadena terminada en un grupo 5´fosfato y en otro 3´hidroxido. Los polinucleótidos siempre se sintetizan en dirección 5´a 3´. En este sentido se asemeja mucho a la regla de los meridianos yin yang que uno va de forma centrifuga y el otro de forma centrípeta, al igual que las cadenas dobles de ADN. El ADN es una molécula doble, contiene dos cadenas de polinucleótidos, que están unidas por dos cadenas de hidrógeno entre pares de bases complementarias.

La Guanina (G) se aparea con la Citosina (C) y la Adenina (A) con la Timina (T). Esta combinación esta dentro del paradigma yinyang y es la base por la cual las cadenas se pueden replicar y usar como moldes. Esto lo desarrollaremos mejor en el capítulo 7.

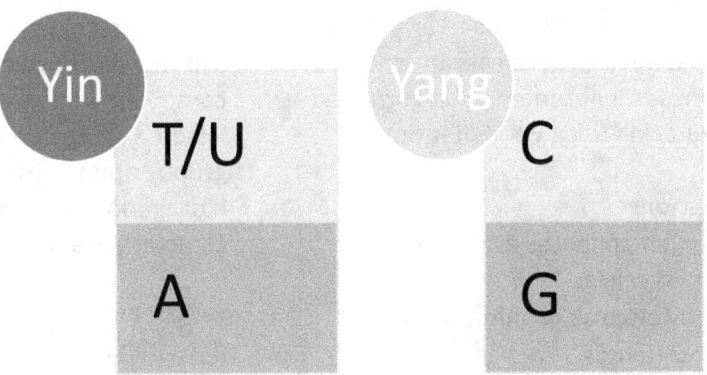

Este apareamiento de bases, como más adelante explicaremos, es de crucial importancia para el desarrollo de posteriores teorías. ¿Será posible el planteo de terapias basadas en la acupuntura para actuar sobre el ADN? ¿Se podrán plantear modelos epigenéticos de intervención con acupuntura? Estas preguntas y muchas más las intentaremos ir desvelando a lo largo de la presente obra.

Hay que señalar que los nucleótidos no solo son la base de la construcción de ácidos nucleicos, también representan papeles muy importantes en otras funciones celulares, siendo el ejemplo más destacado en adenosín 5´trifosfato (ATP).

Nuestra bomba de energía. La base de nuestro yang sistémico regulado por el Agua. La base del calor del mingmen. Sin esta acción energética no habría vida, sin embargo, esta molécula deriva del metabolismo de glúcidos y lípidos, como bien explica la MTC en su versión del mingmen el riñón y sus moléculas estará presente en el calor de la vida.

Las proteínas y el Fuego

Las proteínas se construirán a través de la información obtenida del ADN. Agua y Fuego creándose mutuamente.

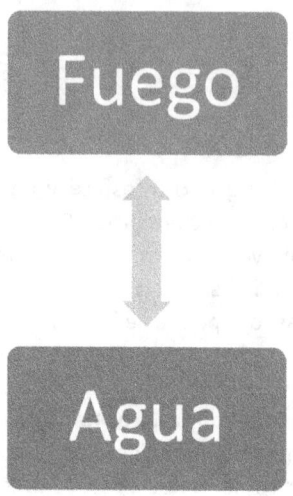

Las proteínas son las más variadas de todas las moléculas. Realizan miles de funciones diferentes, según su configuración física y tridimensional.

Sus funciones son:
- Componentes estructurales de las células
- Moléculas de información
- Defensas
- Capacidad enzimática

Las proteínas son polímeros sintetizados por **20 aminoácidos**. Están compuestas por: átomo de carbono ligado a un grupo carboxilo (COO-), un grupo amino (NH3+), un átomo de hidrógeno y una cadena lateral característica que le otorga la función.

Las propiedades de cada aminoácido la determinan la cadena lateral.

Tenemos:

- *10 aminoácidos no polares.*
- *5 polares*
- *3 aminoácidos básicos*
- *2 aminoácidos ácidos*

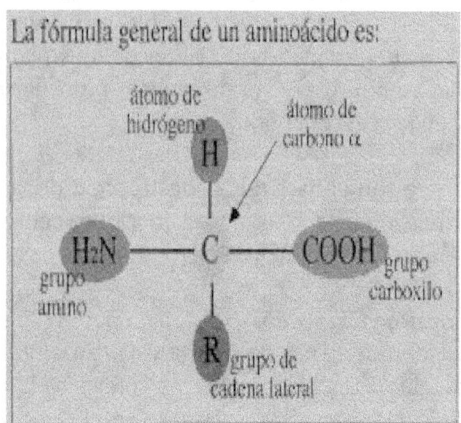

Características de aminoácidos

Aminoácido			Cadena lateral	Código genético	Masa molar	Radio de Van der Waals	Polaridad	Interacción hidrofóbica[4]	punto Isoeléctrico pI	pK1 (α-COOH)	pK2 (α-+NH3)	presencia en proteínas (%)[5]	Aminoácidos esenciales
Nombre	Abr.	Símbolo											
Alanina	Ala	A	$-CH_3$	GCN	89.094	67	apolares	1.8	6.01	2.35	9.87	8.76	·
Arginina	Arg	R	$-(CH_2)_3NH-C(NH)NH_2$	MGN, CGY	174.203	148	polares	-4.5	10.76	1.82	8.99	5.78	semi
Asparagina	Asn	N	$-CH_2CONH_2$	AAY	132.119	96	polares	-3.5	5.41	2.14	8.72	3.93	·
Ácido aspártico	Asp	D	$-CH_2COOH$	GAY	133.104	91	polares	-3.5	2.85	1.99	9.90	5.49	·
Cisteína	Cys	C	$-CH_2SH$	UGY	121.154	86	polares	2.5	5.05	1.92	10.70	1.38	·*
Glutamina	Gln	Q	$-CH_2CH_2CONH_2$	CAR	146.146	114	polares	-3.5	5.65	2.17	9.13	3.90	
Ácido glutámico	Glu	E	$-CH_2CH_2COOH$	GAR	147.131	109	polares	-3.5	3.15	2.10	9.47	6.32	·
Glicina	Gly	G	$-H$	GGN	75.067	48	apolares	-0.4	6.06	2.35	9.78	7.03	·
Histidina	His	H	$-CH_2-C_3H_9N_2$	CAY	155.156	118	polares	-3.2	7.60	1.80	9.33	2.26	semi
Isoleucina	Ile	I	$CH(CH_3)CH_2CH_3$	AUH	131.175	124	apolares	4.5	6.05	2.32	9.76	5.49	+
Leucina	Leu	L	$-CH_2CH(CH_3)_2$	YUR, CUY	131.175	124	apolares	3.8	6.01	2.33	9.74	9.68	+
Lisina	Lys	K	$-(CH_2)_4NH_2$	AAR	146.189	135	polares	-3.9	9.60	2.16	9.06	5.19	+
Metionina	Met	M	$-CH_2CH_2SCH_3$	AUG	149.208	124	apolares	1.9	5.74	2.13	9.28	2.32	+
Fenilalanina	Phe	F	$-CH_2C_6H_5$	UUY	165.192	135	apolares	2.8	5.49	2.20	9.31	3.87	+
Prolina	Pro	P	$-CH_2CH_2CH_2-$	CCN	115.132	90	apolares	-1.6	6.30	1.95	10.64	5.02	·
Serina	Ser	S	$-CH_2OH$	UCN, AGY	105.093	73	polares	-0.8	5.68	2.19	9.21	7.14	·
Treonina	Thr	T	$-CH(OH)CH_3$	ACN	119.119	93	polares	-0.7	5.60	2.09	9.10	5.53	+
Triptófano	Trp	W	$-CH_2C_8H_6N$	UGG	204.228	163	apolares	-0.9	5.89	2.46	9.41	1.25	+
Tirosina	Tyr	Y	$-CH_2-C_6H_4OH$	UAY	181.191	141	polares	-1.3	5.64	2.20	9.21	2.91	·*
Valina	Val	V	$-CH(CH_3)_2$	GUN	117.148	105	apolares	4.2	6.00	2.39	9.7	6.73	+

* Esencial para niños y mujeres embarazadas.

Fuente: https://es.wikipedia.org/wiki/Aminoácido

En la tabla anterior he anotado todas las características de los aminoácidos.

Como señalamos, diez de ellas tienen cadenas laterales no polares, esto hace que no interactúen con el agua, es por ello por lo que tienden a colocarse en el interior de la proteína o en la membrana. Otros cinco tienen carga polar, son pues los que sitúan en la parte externa de la proteína. Luego tenemos tres que tienen un grupo básico cargado positivamente, es por ello por lo que son muy hidrófilos. Por último, hay dos que son con cadena lateral ácida.

Funciones de los aminoácidos en relación con la MTC

Los aminoácidos como moléculas individuales son útiles en funciones específicas en la fisiología de la MTC. Es muy interesante poder suministrar aminoácidos específicos en determinados procesos bio-energéticos (Moltó. 2013. 2019).

En el apartado siguiente voy a señalar lo más representativo de cada aminoácido y su campo de acción enfocado a la MTC, en el capítulo once, explicare como usarlos en combinación con la acupuntura.

Alanina. Fortalece el wei y elimina la humedad.

Fortalece el sistema inmunológico mediante la producción de anticuerpos. Esta función es muy importante, pues está en relación con la inmunidad adquirida, medida por todo el sistema energético. La moxibustión puede aumentar la producción de anticuerpos en conejos, utilizando para ello los puntos 14DM y 20DM (Yuzheng Z. Ruiying Y. Yaquin Z. 1990). Trabajos muy parecidos en conejos y ratas a los que se les había inyectado un antígeno, tras la estimulación con Electroacupuntura (EA) (1,5V 3`3 Hz) evidenciaron un aumento constatable de la tasa de anticuerpos en los ganglios linfáticos, a los ocho días tras la estimulación. También estos mismos autores lo evidenciaron con perros (Hashimoto T, 1977. Shenxi Prov Xian Sch, 1959).

Por otro lado, desempeña un papel importante en la transferencia de nitrógeno de los tejidos periféricos hacia el hígado, ayuda en el metabolismo de la glucosa.

Protege contra la acumulación de sustancias tóxicas que se liberan en las células musculares cuando la proteína muscular se descompone rápidamente para satisfacer las necesidades de energía, como lo que sucede con el ejercicio aeróbico.

Arginina. Fortalece el riñón. Fortalece wei. Elimina la humedad.

Este aminoácido está considerado como "**El Viagra Natural**" por el aumento del flujo sanguíneo hacia los órganos genitales, y por otro lado se utiliza en el tratamiento de la esterilidad en los hombres, aumentando el conteo de espermatozoides. Como podemos ver, actúa tanto sobre la esfera yin como el yang del riñón. Podemos decir que es un potenciador del Mingmen.

*<<Ming Men significa Puerta de la vida, y tiene relación con el Jing de Riñón y el **Fuego Ministerial**, la actividad, el Yang de los procesos fisiológicos del cuerpo. Es el Yang de Riñón>>*

Al ser tan estimulante del riñón podemos entender su acción sobre el crecimiento de los tumores y el cáncer mediante el refuerzo del sistema inmunológico, pues aumenta el tamaño y la actividad de la glándula Timo, que fabrica las células T, componentes cruciales del sistema inmunológico.

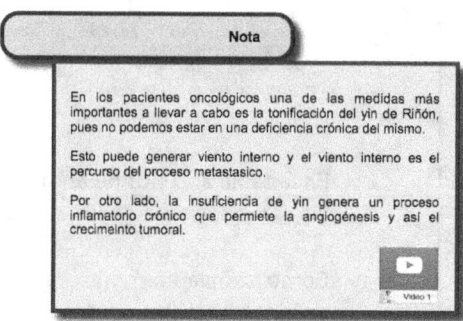

Contra la Humedad.

La Arginina, ayuda en la desintoxicación del hígado neutralizando el **amoniaco**. (También es buena para los pacientes alcohólicos).

Esta acción se comparte con varios aminoácidos, es por ello por lo que al final del apartado expondré una combinación de puntos y potenciadores de la desintoxicación, dada la gran cantidad de funciones en este sentido.

> **Nota**
>
> El amoniaco es un compuesto químico muy alcalino, altera el metabolismo celular de la mucosa intestinal y la síntesis de ADN, aumentando el riesgo de parecer cáncer de colon. En cantidades excesivas, no puede ser neutralizado y puede llegar al hígado, generando complicaciones sistémicas.
>
> Las dietas muy protéicas y una flora intestinal en mal estado es un factor que empeora esta situación.

Esto es importante pues de algún modo descongestionara la carga hepática, sostenida (Dimitri Jacques. (2019).

Facilita la acción del eje somatotrófico liberando la hormona del crecimiento, crucial para el "crecimiento óptimo" del músculo y la reparación de tejidos. Facilita un aumento de masa muscular y una reducción de grasa corporal. P.T. Pullan y cols. (1983) señalan que en sujetos con dolores musculoesqueléticos crónicos, los tenores de GH (hormona del crecimiento) suelen incrementarse cinco veces con el empleo de la acupuntura. Es pues interesante, en pacientes con enfermedades crónicas, con gran desgaste suministrar este aminoácido que tonificara el yin del sujeto.

Asparagina: Nutre la Xue de Hígado.

Entre las funciones que cumple se incluyen la síntesis de glicoproteínas, ayuda a sintetizar proteínas musculares, interviene en la síntesis del amoniaco y es precursor del neurotransmisor GABA de acción relajante del sistema nervioso. El GABA se asocia con la xue del hígado, al igual que la serotonina se asocia a la xue de Corazón.

El déficit de asparagina puede ocasionar una serie de trastornos en el organismo como alteraciones metabólicas, aumento de la irritabilidad, dolores de cabeza y trastornos de la memoria.

Ácido Aspártico. Fortalece el qi y yang.

El Ácido Aspártico aumenta la resistencia y es bueno para la fatiga crónica y la depresión. Es un buen aminoácido para las personas que tienen un estado crónico de estrés. Pues mantiene estable el yang.

Rejuvenece la actividad celular, la formación de células y el metabolismo, que le da una apariencia más joven.

Protege el hígado, ayudando a la expulsión de amoniaco y se combina con otros aminoácidos para formar moléculas que absorben las toxinas y sacarlas de la circulación sanguínea. Por eso es un buen aminoácido para eliminar también la humedad.

Este aminoácido también ayuda a facilitar la circulación de ciertos minerales a través de la mucosa intestinal.

Interviene en la actividad molecular del ARN y ADN, que son portadores de información genética.

Cisteína. Elimina humedad.

La Cisteína funciona como un antioxidante de gran alcance en la desintoxicación de toxinas dañinas. Protege el cuerpo contra el daño por radiación, protege al hígado y al cerebro de daños causados por el alcohol, las drogas y compuestos tóxicos que se encuentran en el humo del cigarrillo.

Otras funciones de este aminoácido son promover la recuperación de quemaduras graves y la cirugía, promover la quema de grasa y la formación de músculos y retrasar el proceso de envejecimiento. La piel y el cabello se componen entre el 10% y el 14% de este aminoácido.

Glutamina, fortalece la xue.

Es el aminoácido más abundante en los músculos. La Glutamina ayuda a construir y mantener el tejido muscular, ayuda a prevenir el desgaste muscular que puede acompañar a reposo prolongado en cama o enfermedades como el cáncer y el SIDA.
Este aminoácido es un "combustible para el cerebro" que aumenta la función cerebral y la actividad mental, ayuda a mantener el equilibrio del ácido alcalino en el cuerpo.

Promueve un sistema digestivo saludable, reduce el tiempo de curación de las úlceras y alivia la fatiga, la depresión y la impotencia, disminuye los antojos de azúcar y el deseo por el alcohol y ha sido usado recientemente en el tratamiento de la esquizofrenia y la demencia.

Ácido Glutámico. Fortalece el shen.

El Ácido Glutámico actúa como un neurotransmisor del sistema nervioso central.

Es un aminoácido importante en el metabolismo de azúcares y grasas, ayuda en el transporte de potasio en el líquido cefalorraquídeo. Actúa como combustible para el cerebro, ayuda a estabilizar los trastornos de personalidad, y es utilizado en el tratamiento de la epilepsia, retraso mental, distrofia muscular y úlceras.

Glicina. Fortalece la xue el wei.

La Glicina retarda la degeneración muscular, mejora el almacenamiento de glucógeno, liberando así a la glucosa para las necesidades de energía.

Mantiene optimo al sistema nervioso central y el sistema inmunológico.

Es un aminoácido útil para reparar tejidos dañados, ayudando a su curación.

Histidina: fortalecer la xue.
Aminoácido básico.

Se encuentra abundantemente en la hemoglobina, es necesario para la producción tanto de glóbulos rojos y blancos en la sangre, por ello se le atribuye una función en la tonificación y fortalecimiento de la xue.

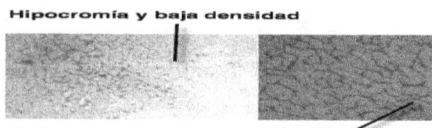
Hipocromía y baja densidad
Color normal y buena densidad

En los análisis cualitativos de los patrones (Anexo. C. Moltó.2019), como podemos ver en la foto anterior, que es la toma de una gota de sangre, se observa que cuando hay una deficiencia de xue existirá una hipocromía. La estimulación de puntos de acupuntura específicos para aumentar la xue y el suministro de este aminoácido restaurarán el color de la xue significativamente.

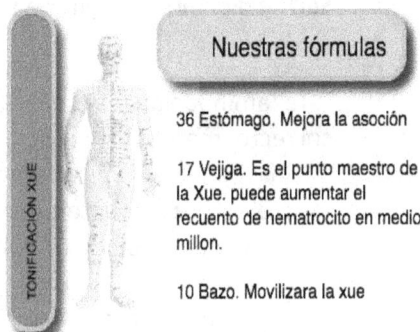

Es importante para el mantenimiento de las vainas de mielina que protegen las células nerviosas. En este caso, será interesante para determinadas patologías neurológicas, y relacionadas con el síndrome Wei en MTC. Se puede complementar con el punto 39VB, mar de la médula.

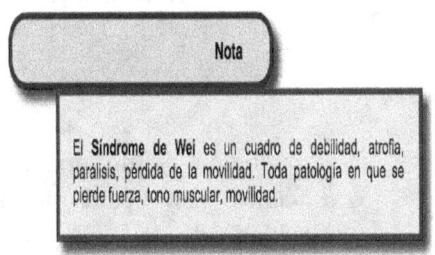

Protege al organismo de los daños por radiación y ayuda a eliminar metales pesados.

Isoleucina: fortalecer el Qi.

Necesaria como el anterior caso en la formación de hemoglobina. Estabiliza y regula el azúcar en la sangre y los niveles de energía. Esta acción es muy interesante, pues de algún modo es muy similar a la correspondiente al 36E.

Este aminoácido es valioso para los deportistas, porque ayuda a la curación y la reparación del tejido muscular, piel y huesos. La cantidad de este aminoácido se ha visto que es insuficiente en personas que sufren de ciertos trastornos mentales y físicos.

Leucina. Fortalecer el yin de Riñón.

La leucina interactúa con los aminoácidos isoleucina y valina para promover la cicatrización del tejido muscular, la piel y los huesos y se recomienda para quienes se recuperan de la cirugía. Este aminoácido reduce los niveles de azúcar en la sangre y ayuda a aumentar la producción de la hormona del crecimiento.

Lisina: fortalecer tejidos y sistema inmune.

Funciones de este aminoácido son garantizar la absorción adecuada de calcio y mantener un equilibrio adecuado de nitrógeno en los adultos.

Además, la lisina ayuda a formar colágeno que constituye el cartílago y tejido conectivo. La Lisina también ayuda a la producción de anticuerpos que tienen la capacidad para luchar contra el herpes labial y los brotes de herpes, y reduce los niveles elevados de triglicéridos en suero.

Metionina. Eliminar la humedad

La Metionina es un antioxidante de gran alcance y una buena fuente de azufre, lo que evita trastornos del cabello, piel y uñas, ayuda a la descomposición de las grasas, ayudando así a prevenir la acumulación de grasa en el hígado y las arterias, que pueden obstruir el flujo sanguíneo al cerebro, el corazón y los riñones, ayuda a desintoxicar los agentes nocivos como el plomo y otros metales pesados

Ayuda a disminuir la debilidad muscular, previene el cabello quebradizo, protege contra los efectos de las radiaciones, es beneficioso para las mujeres que toman anticonceptivos orales, ya que promueve la excreción de los estrógenos. Reduce el nivel de histamina en el cuerpo que puede causar que el cerebro transmita mensajes equivocados, por lo que es útil a las personas que sufren de esquizofrenia.

Fenilalanina. Estimula el yang.

Aminoácido utilizado por el cerebro para producir la noradrenalina, una sustancia química que transmite señales entre las células nerviosas en el cerebro, promueve el estado de alerta y la vitalidad. La Fenilalanina eleva el estado de ánimo, disminuye el dolor, ayuda a la memoria y el aprendizaje.

Prolina. Fortalece la xue

Funciones de este aminoácido son mejorar la textura de la piel, ayudando a la producción de colágeno y reducir la pérdida de colágeno a través del proceso de envejecimiento. Además, la Prolina ayuda en la cicatrización del cartílago y el fortalecimiento de las articulaciones, los tendones y los músculos del corazón. La Prolina trabaja con la vitamina C para ayudar a mantener sanos los tejidos conectivos.

Serina. Fortalece el yin de riñón y wei.

Este aminoácido es necesario para el correcto metabolismo de las grasas y ácidos grasos, el crecimiento del músculo, y el mantenimiento de un sistema inmunológico saludable.

La Serina es un aminoácido que forma parte de las vainas de mielina protectora que cubre las fibras nerviosas, es importante para el funcionamiento del ARN y ADN y la formación de células y ayuda a la producción de inmunoglobulinas y anticuerpos.

Treonina. Fortalece el yin de riñón.

La treonina es un aminoácido cuyas funciones son ayudar a mantener la cantidad adecuada de proteínas en el cuerpo, es importante para la formación de colágeno, elastina y esmalte de los dientes y ayuda a la función lipotrópica del hígado cuando se combina con ácido aspártico y la metionina, previene la acumulación de grasa en el hígado, su metabolismo, y ayuda a su asimilación.

Triptófano. Fortalece la xue de Corazón e hígado

Este aminoácido es un relajante natural, ayuda a aliviar el insomnio induciendo el sueño normal, reduce la ansiedad y la depresión y estabiliza el estado de ánimo. Ayuda en el tratamiento de la migraña a que el sistema inmunológico funcione correctamente.

El Triptófano mejora el control de peso mediante la reducción de apetito, aumenta la liberación de hormonas de crecimiento, y ayuda a controlar la hiperactividad en los niños.

Tirosina, fortalece el bazo y xue de corazón.

Es un aminoácido importante para el metabolismo general. La Tirosina es un precursor de la adrenalina y la dopamina, que regulan el estado de ánimo. Estimula el metabolismo y el sistema nervioso. Actúa como un elevador del humor, suprime el apetito y ayuda a reducir la grasa corporal. La Tirosina ayuda en la producción de melanina (el pigmento responsable del color del pelo y la piel). Y en las funciones de las glándulas suprarrenales, tiroides y la pituitaria. Se ha utilizado para mejorar la fatiga crónica, la narcolepsia, ansiedad, depresión, el bajo impulso sexual, alergias y dolores de cabeza.

Valina. Fortalece el yin de riñón

La Valina es necesaria para el metabolismo muscular y la coordinación, la reparación de tejidos, y para el mantenimiento del equilibrio adecuado de nitrógeno en el cuerpo, que se utiliza como fuente de energía por el tejido muscular. Este aminoácido es útil en el tratamiento de enfermedades del hígado y la vesícula biliar, promueve el vigor mental y las emociones tranquilas.

Los aminoácidos y la acupuntura

Aminoácidos y depuración: eliminación de la Humedad

Entender qué es la humedad desde la MTC es complejo, pues con este nombre nos referimos a muchos fenómenos internos, sin embargo, me gusta clasificarlo de la siguiente manera:

- Líquidos orgánicos en general: JinYE
- Flemas: Mucosidades
- Humedad externa: Humedad del clima
- Humedad Interna: Radicales libres, especies reactivas de oxígeno (ROS), amoniaco etc...
- TAN: procesos autoinmunes, donde observamos un proceso inflamatorio, pero que obviamente responde a una fisiopatología más compleja.
- El cáncer lo podríamos entender como un proceso de bloqueo del Qi-Xue y acumulo de TAN, pero en este caso no bajo un proceso autoinmune sino más bien bajo un proceso inmunodeficiente.

La Xue como sabemos esta formada por dos tipos de tejidos: uno espeso y otro líquido:

- Espeso = Tejido celular, glóbulos rojos, blancos, proteínas, hidratos de carbono, grasas etc... (Plasma)

- Líquido = Suero.

La Xue, se encarga de nutrir y hacer que el líquido llegue a todas partes. Para que la Xue llegue a todo el organismo evidentemente intervienen varios elementos. El equilibrio del metabolismo de los líquidos no depende únicamente del Bazo, sino que intervienen también los Pulmones, los Riñones y el Sanjiao (Triple Calentador). Me gustaría citar el San Jiao y como este se relaciona con el (Intersticio) pues la xue genera el líquido intersticial, generando los JinYe (Jin) fluidos Ye (espesos).

El líquido intersticial es de suma importancia, pues es el líquido donde flotan las células, y es justo en este líquido donde las moléculas pueden actuar junto con la membrana celular. Esta activación a su vez puede influir sobre la expresión génica, siendo la diana de la acupuntura el líquido intersticial. Pero retomaré este tema más a delante.

Una de las funciones que tiene el Bazo junto con los demás órganos es eliminar las sustancias tóxicas. En este sentido sabemos que el Bazo es el órgano zang que gestiona la humedad, para que esta no se convierta en procesos más tóxicos. *[Entienda el lector que estoy hablando de la función de estos órganos desde la perspectiva oriental]*.

De alguna forma el Bazo se encarga de gestionar la humedad interna. Pero la pregunta es, ¿qué es la humedad interna?
Evidentemente aquí hablamos de las noxas, tanto de producción interna, por ejemplo, las especies reactivas de oxígeno (ROS) radicales libres, como las externas, aportadas por lo que comemos.

Esta función es de vital importancia, pues el Bazo neutraliza la humedad y la procesa. Si eso no sucede evidentemente esa humedad se podrá convertir en TAN, es decir, cúmulos tóxicos que podrán de algún modo atacar al propio organismo.

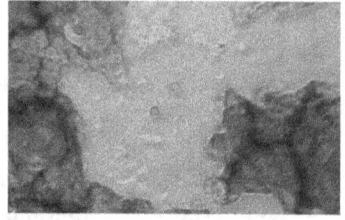

En la fotografía anterior, les enseño como nosotros en AC identificamos de forma objetiva la humedad que presenta el organismo. En este punto, me gustaría señalarle al lector que la AC debe de ser una ciencia medible y cuantificable, es por ello por lo que en nuestro Laboratorio de PNIE llevamos a cabo trabajos de identificación de patrones a través de la coagulación de la sangre. En este punto solo quiero hacer saber, que hoy en día poseemos herramientas sencillas de observación y medición. Explicar lo que se ve en esta fotografía es complicado, pues necesito dejar claros muchos conceptos previos, sin embargo, usted puede ver como existen impurezas en la zona blanca, esas impurezas son cúmulos de humedad interna.

¿Que aminoácidos pueden ser útiles para eliminar la Humedad?

Alanina: Protege contra la acumulación de sustancias tóxicas que se liberan en las células musculares cuando la proteína muscular se descompone rápidamente para satisfacer las necesidades de energía, como lo que sucede con el ejercicio aeróbico.

Arginina: ayuda en la desintoxicación del hígado neutralizando el amoniaco.

Ácido Aspártico: Protege el hígado, ayudando a la expulsión de amoniaco.

Cisteína: La Cisteína funciona como un antioxidante de gran alcance en la desintoxicación de toxinas dañinas. Protege el cuerpo contra el daño por radiación, protege el hígado y el cerebro de daños causados por el alcohol, las drogas y compuestos tóxicos que se encuentran en el humo del cigarrillo.

Metionina: La Metionina es un antioxidante de gran alcance y una buena fuente de azufre, lo que evita trastornos del cabello, piel y uñas, ayuda a la descomposición de las grasas, ayudando así a prevenir la acumulación de grasa en el hígado y las arterias, que pueden obstruir el flujo sanguíneo a el cerebro, el corazón y los riñones, ayuda a desintoxicar los agentes nocivos como el plomo y otros metales pesados.

¿Qué puntos de acupuntura ayudan a eliminar la Humedad?

40E: Este es un punto muy interesante para eliminar todo tipo de humedad interna.

8VB: Este punto, tiene una particularidad muy interesante, pues elimina la intoxicación en general. En la literatura se le asocia muchas veces a la desintoxicación por alcohol, sin embargo sus acciones van mucho más lejos que solo a la eliminación de esta droga, se puede utilizar para desintoxicar al organismo de drogas sintéticas en general.

8E: Es un punto muy interesante para eliminar la humedad, sobre todo cuando esta afecta a la cabeza.

Las proteínas y su forma tridimensional.

Quiero destacar algo que, desde mí punto de vista resulta crucial en la vida, a saber, las formas y las estructuras tridimensionales de las mismas. Las proteínas tienen sus acciones gracias a su forma tridimensional, sus aminoácidos están dispuestos en un orden que predetermina su forma, gracias a las fuerzas termodinámicas se determina la configuración tridimensional de la proteína y así su función.

Mi pregunta es obvia: **¿la forma da la función o la función modela la forma?** Creo que en la constitución de las formas, estas debieron de ser modeladas por las funciones que de algún modo surgieron por las interacciones en el entorno y que nuestras proteínas fueron moldeando y encontrando su función, y así almacenando esa función tridimensional en otro idioma ya no proteico sino a base de ácidos nucleicos.

Sabemos gracias a los trabajos de Frederick Sanger (1953) que las proteínas son cadenas de polipéptidos que pueden llegar estar configuradas por cientos de aminoácidos. Ahora bien, esto es solo el primer paso, lo realmente importante es como esta cadena se pliega y toma su forma tridimensional. En este caso fue el experimento sobre el "plegamiento de las cadenas polipéptidicas" de Michel Sela, et al (1957) quien desvelo este intricado mecanismo.

Estas formas tridimensionales son el resultado de las interacciones de sus aminoácidos constituyentes, así que la forma de la proteína viene determinada por la secuencia de sus aminoácidos. Fue John Kendrew en el (1958) quien desvelo la primera estructura tridimensional de una proteína, la hemoglobina.

En la actualidad, se esta intentado conocer la regla que gobierna el plegamiento de una proteína, pues es imposible determinarlas a partir de la secuencia de los aminoácidos.

En biología molecular, la estructura proteica se describe en cuatro niveles:

Los cuatro niveles:

Estructura primaria: la secuencia de la cadena de aminoácidos.

Estructura secundaria: es el ordenamiento regular de los aminoácidos, hay dos tipos de estructuras: La hélice α y la hoja β. Descritas por Linus Pauling y Robert Corey en (1951).

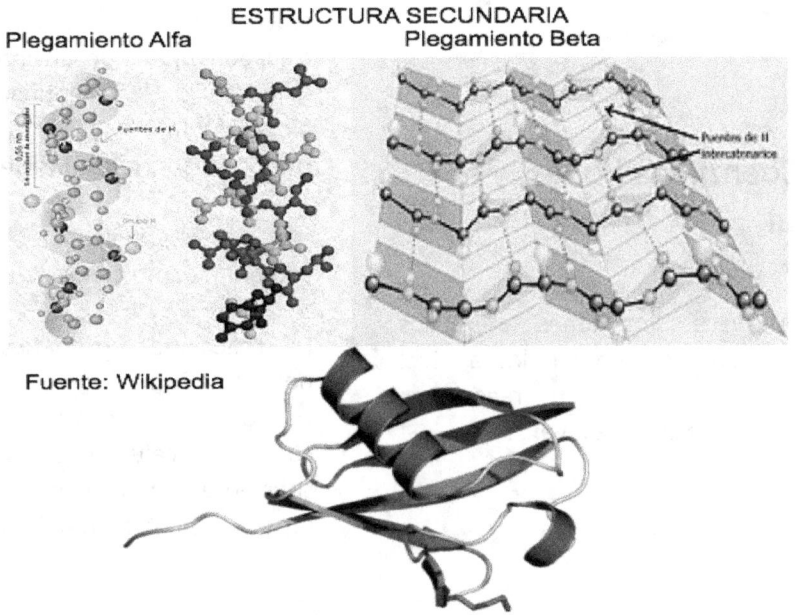

Fuente: Wikipedia

Estructura terciaria: Es el plegamiento global de una cadena. Las unidades básicas de la estructura terciaria se llaman dominios (foto superior). Una característica general de las cadenas terciarias es la localización de los aminoácidos hidrófogos en el interior de la proteína y los hidrófilos en el exterior.

Estructura cuaternaria: en este caso hablamos de cuando la cadena proteica interacciona con diferentes cadenas. Por ejemplo, la hemoglobina esta compuesta por 4 cadenas.

Todo esto hace que las proteínas sean moléculas altamente interesantes y funcionales, siendo por ejemplo la actividad enzimática una de las más destacadas.

Las enzimas

Las enzimas son catalizadores que aumentan las reacciones químicas. Son moléculas muy yang, pues su acción es acelerar las reacciones biológicas. Debemos de saber que el ARN también tiene esa función, sin embargo, son las enzimas las que participan de una forma más activa en estas funciones sistémicas.

Son dos sus características principales:

a) Aumentan la velocidad de las reacciones químicas, sin ser consumidas.
b) Alteran la velocidad de las reacciones sin alterar los sustratos.

Sabemos que la unión de un sustrato al sitio específico de la enzima es altamente específico. Se habla aquí de llave cerradura.

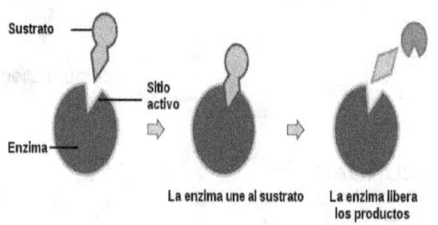

Las Coenzimas (iones) y el Metal

Muchas veces los iones metálicos desempeñan funciones vitales a nivel catalítico. Participan en reacciones biológicas específicas a nivel enzimático. Por este motivo se denominan coenzimas, por que trabajan junto con las enzimas. Por otro lado, y esto es muy importante, se pueden reciclar, es decir, usar en más reacciones. Por ejemplo, sirven de transportadores de distintos grupos de químicos. El nicotinamín adenín dinucleótido (NAD$^+$), que funciona como transportador de electrones.

Muchas vitaminas y oligoelementos actuarían como coenzimas.

Las reacciones enzimáticas se regulan por inhibición y retroalimentación. Usando leyes básicas del yinyang, cuando la célula detecta que ya hay suficientes moléculas "x" controla la producción inhibiendo la reacción.

Capítulo 2: La membrana

Sin duda nos encontramos en una de las partes más importantes de la célula, pues cumple dos funciones que desde mí modo de ver son esenciales. La primera como es obvio la de poner límites al exterior e interior. Gracias a esta función la célula como tal se transforma en un sujeto individual, similar a la piel en los organismos multicelulares. Sin embargo, otra acción que es de suma importancia será constituir el verdadero cerebro de la célula, es aquí donde la célula recibe los mensajes y los emite, a través de sus proteínas integrales de membrana. (PIM).

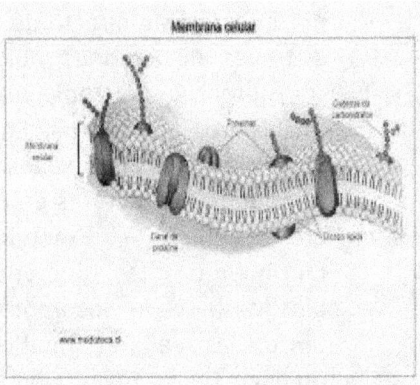

Es de sobra conocido que la membrana esta formada por una estructura en forma de bicapa lipídica. La célula que más se ha estudiado para conocer profundamente los intrincados secretos de la membrana ha sido el glóbulo rojo (eritrocitos). Y esto es así, por ser células que no contienen núcleo, por lo cual es sencillo aislar sus componentes. Los glóbulos rojos como verán en este trabajo serán células diana de muchas de nuestras investigaciones presentes y futuras.

En 1925 los científicos holandeses E. Gorter y R. Grendel, pudieron determinar gracias a las membranas de los glóbulos rojos los lípidos que allí se hallaban. Tabla 2.1

La estructura de membrana

Como hemos podido observar, las membranas a demás de poseer fosfolípidos, también poseen Colesterol y Glicolípidos. Me gustaría señalar que la fosfatidilserina, se sitúa en la parte interna de la bicapa, esto es importante pues cuando la célula debe de iniciar su muerte celular, esta molécula se sitúa en la capa externa, donde señaliza esta acción.

Como señalamos, la disposición de los fosfolípidos actúa como barreras entre los dos compartimentos acuosos el interno y el externo. Al ser moléculas hidrofóbicas son impermeables a las moléculas hidrosolubles, esto también incluye a los iones y a casi todas las moléculas biológicas. Sabemos que el colesterol tiene mucho que ver con la fluidez y flexibilidad de la membrana.

Tabla 2.1	Composición lipídica de la membrana
Fosfatidicolina	20 %
Fosfatidiletanolamina	11 %
Fosfatidilserina	4 %
Fosfatidilnositol	2 %
Colesterol	49 %
Esfingomielina	13 %
Glicolípidos	1 %

La Membrana tiene básicamente dos tipos de proteínas, unas receptoras y otras efectoras. Podemos decir que son como nanoantenas, algunas de estas proteínas se extienden por dentro de la capa, de ese modo censan el estado del citoplasma.

Cuando las proteínas de membrana se unen a una molécula del exterior cambian su estado eléctrico, y esto a su vez hace que cambie su estado tridimensional. Podemos decir que son como sensores, es por ello por lo que consideramos la membrana como el cerebro de la célula. Tenga presente el lector que no solo las PIM censan moléculas, hoy sabemos que también son sensibles a los campos electromagnéticos (Tsong. 1989).

En el trabajo de Tian Yow Tsong, que por su relevancia voy a exponer, comenta que, la mayoría de los bioquímicos están de acuerdo en que las células se comunican entre sí, ya sea por intercambio directo de metabolitos a través de uniones huecas, o por transferencia de moléculas o iones mensajeros a distancia. En las células eucariotas, los neurotransmisores, las hormonas, los factores de crecimiento, etc. regulan el metabolismo, el crecimiento, la diferenciación, la biosíntesis y la locomoción. Por lo tanto, las señales multicelulares se originan de la interacción de ligandos con receptores de membrana de células diana, que luego activan una cascada de reacciones bioquímicas. Sin embargo, la comunicación mediante la transmisión de moléculas o iones en el espacio es un proceso lento y no es efectivo durante mucho tiempo.

Los autores señalan que por ejemplo los pájaros emiten sonidos para comunicarse, los seres humanos hablamos, hay ciertos peces que trasmiten corrientes eléctricas para comunicarse entre si, es decir, no toda la comunicación entre organismos vivos es por moléculas. Las aves, los murciélagos y los microorganismos usan ondas de radio y campos magnéticos para orientarse o para identificar o determinar la posición de los objetos. Todas estas actividades son cruciales para la vida y son fascinantes desde un punto de vista científico. El Dr. Tsong señala que las células también podrían comunicarse por este tipo de fuerzas físicas, más allá de las moléculas. Cada día hay más evidencia en apoyo a esta teoría. La MTC siempre ha intentado explicar los mecanismos por los cuales se manifiesta la acción de la acupuntura (Edgardo, 2015. Moltó, 2019)

Muchos estudios señalan que las células pueden estimularse o inhibirse con campos magnéticos. (Becker. 1911, Blank. 1987) Desde un punto de vista termodinámico, un campo electromagnético débil puede influir en una función celular solo si existen mecanismos que permitan la amplificación de la señal. Sabemos que muchas proteínas de membrana se pueden estimular así (Adey 1986). La energía de interacción entre el campo amplificado y efectivo y ciertos componentes celulares debe ser lo suficientemente grande como para alterar la actividad de estas moléculas.
Es posible que la acción de la acupuntura de algún modo pudiera servir **como campo amplificador**, es un hecho que la acupuntura provoca reacciones mecánicas en las zonas de inserción, por ello, no debería resultar extraño que se pudiera generar algún campo electromagnético que fuera capaz de generar algún mecanismo de información más allá de la actividad química y eléctrica celular.

Por ejemplo, sabemos que la ATPasas de cloroplastos, de ciertas bacterias termófilas y de las mitocondrias han sido inducidas a sintetizar ATP a partir de ADP con campos electropulsados (Alberts. et al 1983, Witt. et al 1976).

El trabajo de este científico (Tsong), es interesante en el sentido que nos incita a pensar que no todo es molecular en la comunicación de la membrana. Recientemente se han desarrollado técnicas para la obtención de imágenes de fluorescencia de campos eléctricos transmembrana utilizando colorantes fluorescentes sensibles (Stryer, L. 1986, Kinosita. et al 1988).

La resolución de microsegundos de un potencial de membrana inducida por un campo eléctrico pulsado es de especial interés para la discusión actual. Aunque la resolución espacial de la microscopía óptica es limitada, los desarrollos futuros que utilizan tecnologías más avanzadas podrían mejorarla.
Si las fluctuaciones locales de gran amplitud de un campo eléctrico transmembrana son de hecho una característica inherente de una membrana celular, y si se pueden registrar fielmente, podríamos analizar los mensajes contenidos en estas señales. Incluso en el estado actual de la instrumentación, puede ser el momento oportuno para que aprendamos el lenguaje de la célula en el ámbito de célula única.

Con suerte, podremos controlar y regular las funciones celulares, como el metabolismo, la diferenciación y el crecimiento, 'hablando' con el lenguaje que mejor entiendan las células.

La Membrana es el cerebro de la célula.

Es importante saber que la acupuntura de algún modo trabaja directamente sobre la membrana celular.

Por lo general como explicare en el capítulo ocho, siempre se nos ha dicho que la información está contenida en los cromosomas y codificada en los genes. Esto es verdad, sin embargo, los genes deben de ser leídos y expresados. De nada sirve un libro si no es leído por el lector. La membrana está en contacto directo con los espacios de Pischinger, en este espacio se encuentran las moléculas que contactan con la membrana para decirle lo que necesitan o no necesita de su interior, y también viceversa. Aquí entra de lleno la **epigenética**. Sobre esta nueva y fascinante ciencia hablare más detalladamente en el capítulo nueve. Sin embargo, si nos fijamos en el dibujo (2.1) entenderemos como la acción de una aguja de acupuntura va a generar varios cambios fisiológicos.

A) Locales, efecto humoral
B) Distales, generando activación de los ejes endocrinos (Moltó 2018)

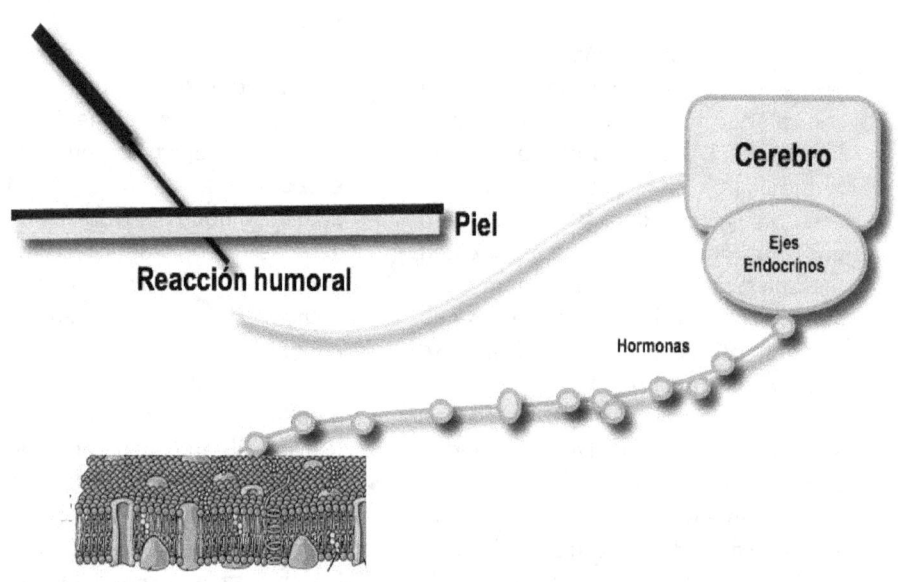

Dibujo 2.1

Los espacios de Pischinger y la acción de la acupuntura

Fue Alfredr Pischinger quien en el 1966 planteo la importancia del espacio que hay entre las células, es decir el espacio extracelular. Hoy sé está hablando de esta zona como la matriz extracelular, y nosotros ya en trabajos anteriores la asociábamos al binomio Maestro Corazón como regidor de las fascias y San Jiao como regidor del líquido intersticial. (Moltó. 2019). De hecho, estas ideas ya se están introduciendo en la literatura actual en el área de la Acupuntura Científica, por ejemplo, el libro: Acupuntura una farmacia en el cuerpo del profesor Liu Zhen y su equipo. (2019) ya toman estas ideas.

De manera esquemática respecto al Sistema Básico de Pischinger, es necesario conocer estos puntos, pues son determinantes a la hora de explicar ciertas ideas que desarrollaremos a lo largo de los capítulos siguientes.

1,- Es el entorno mecánico y sobre todo químico que rodea a las células.

Esto lo convierte en el espacio donde la acupuntura modulara a la célula. Sabemos que la acción de la acupuntura por diferentes mecanismos (locales y sistémicos) activara la liberación de neurotransmisores, citoquinas y hormonas, estas una vez localizadas en los espacios de Psichinger activarán los PIM y estos a través de mensajeros podrán modular la expresión génica. Es en ese espacio donde están presentes los oligoelementos, electrolitos, agua, oxígeno, radicales libres, antígenos, etc., que recoge la célula a través de su membrana. Es por tanto desde donde se nutre la célula y elimina los desechos, que deben ser adecuadamente eliminados, dado que si esto no sucede alteraremos el pH.

2,- Tiene un pH propio que debe ser el adecuado para la correcta función celular. Este pH es de vital importancia, pues sus mínimas modificaciones pueden alterar el terreno y ser causante de patologías crónicas, siendo una de las teorías que pueden explicar el proceso del cáncer. Creo que este punto merece un libro completo, y lo más importante, aquí la acupuntura tiene mucho que hacer.

3,- El intercambio se produce desde el espacio extracelular hacia la célula y a la inversa desde la célula hacia el Sistema Básico de Pischinger.

4,- Es desde ese espacio desde donde se eliminan las sustancias no necesarias hasta el sistema linfático o capilar (según el tamaño de las partículas). Nosotros a través del análisis cualitativo de los patrones en medicina china, podremos valorar el grado de carga de este sistema. El acumulo de demasiados elementos en esta matriz podría ser el responsable de que ocurra una mala función de la célula y con ello se desencadenen alteraciones en su pH.

5,- Cuando ocurre la apoptosis (la muerte celular natural) los elementos que formaban esa célula quedan en esa matriz hasta que son metabolizados, usados por otras células o eliminados por el sistema linfático. Es aquí donde nuestro sistema inmunológico tiene que ser eficiente para eliminar dichos residuos.

La descripción de la funcionalidad de este espacio por Alfred Pischinger, ha generado mucho el interés en conocer, por un lado, cuanto de la afectación de nuestra salud puede provenir de una alteración de este espacio por acumulo de sustancias, que en este caso por efecto cualitativo o cuantitativo actuarían como toxinas y por otro lado, cuánto puede mejorar nuestra salud si mantenemos "limpio" el entorno extracelular de todas las células de todos nuestros tejidos. Trabajo este que no tienen mejor representante que la Dra. Gabriela de León quien nos enseña en sus exposiciones como este espacio es responsable de muchas dolencias actuales.

La aplicación directa de técnicas terapéuticas sobre esta matriz extracelular debe de estimular futuras investigaciones en el área de la acupuntura científica.

Capítulo 3. Bioenergía y metabolismo

El Bazo en Acción

Hoy sabemos que prácticamente todas las funciones biológicas necesitan energía metabólica para poder existir. Todas las células necesitan ATP como fuente de energía metabólica. Esta energía se puede conseguir de dos formas.

a) de la fotosíntesis

b) o por descomposición de otras moléculas.

> **Saber más**
>
> **Ra** era el dios del cielo, dios del Sol y del origen de la vida en la Mitología egipcia. Ra era el símbolo de la luz solar, dador de vida, y responsable del ciclo de la muerte y la resurrección.

Es evidente que el ser humano no va a poder obtener la energía de la fotosíntesis, es decir del Sol. En nuestro caso las obtendremos de otras moléculas que siguiendo el desarrollo y la evolución fueron obtenidas del Sol, es por ello por lo que en muchas tradiciones antiguas al Sol se le considera el Dios de la vida. De algún modo le debemos a él el Qi.

Nuestras células necesitan usar mucha energía para obtener paradójicamente energía del entorno. En medicina china, esta función de obtención de energía metabólica se le asigna al Bazo. Órgano que se encarga de separar el Qi de los alimentos y transportarlo al Pulmón. **Proceso llamado transporte y transformación.** (Maciocia. 1995, Moltó 2019). Sabemos que esto significa que el Bazo tiene la propiedad de extraer de los alimentos las propiedades nutritivas (XUE) y energéticas (QI).

La medicina China, de forma magistral nos habla de una separación entre lo material del alimento, esto es: proteínas, hidratos de carbono etc... Y el Qi, este último el Bazo lo dirige al pulmón. Es evidente que esta separación es solo descriptiva, pues en última instancia la energía metabólica es obtenida de los hidratos de carbono, proteínas, grasas etc... Sin embargo, en MTC se señala una función más molecular que es la obtenida a partir de un Qi que es extraído de los alimentos y es dirigido al pulmón donde es unido al Qi Limpio, (GongQi) es decir al Oxigeno. Esta función es sin duda la función del **metabolismo energético celular,** mediado por las mitocondrias y el ciclo de Krebs.

Podemos diferenciar por lo tanto dos funciones primordiales en la función del bazo.

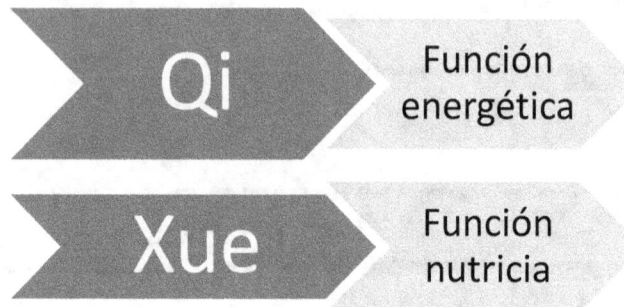

<<Cuando uno nace, debe depender del aporte del agua y la comida. Cuando el agua y la comida entran en el estómago, son trasportado a los seis órganos fu y se genera el Qi. El Qi esencial del agua y la comida se coordinan con los cinco órganos zang y entonces se genera la sangre. El ser humano depende del apoyo del Qi y la sangre. Así, se dice que la raíz adquirida es el bazo>> Lecturas obligatorias para profesionales de la Medicina China. (Zhou Xue-sheng. 2010)

Para que se pueda producir la vida dentro de una célula debemos de luchar contra las leyes de la termodinámica que son las que gobiernan el equilibrio químico y determinan la dirección energéticamente de todas las reacciones químicas. Y, sin embargo, muchas de las reacciones que se dan dentro de una célula son desfavorables a las leyes de le termodinámica, **solo se puede ir encontrar de la termodinámica si utilizamos energía.** En consecuencia, de algún modo las funciones del Bazo, Pulmón y Riñón están en ir en contra de las leyes de la termodinámica. (*Funciones según la bioenergética oriental*).

En este sentido tenga presente el lector que nuestros ancestros no podían teorizar sobre la actividad molecular de la energía, pues son moléculas que se escapan a la vista, sin embargo, utilizaron una metáfora sobre la génesis del Qi que es digna de tener en cuenta, pues aparte de ser descriptiva nos es útil a la hora de entender ciertas alteraciones biológicas del metabolismo y la bioenergía.

Según el Ling Shu, las energías del Cielo, del Hombre y de la Tierra interactúan para formar el verdadero Qi, y es en el Ming Men o Puerta de la Vida, en el espacio inter-renal, donde las energías se transforman para convertirse en el "Qi Fuente" del cuerpo.

Textualmente, este tratado, en su capítulo 75, dice: «*el verdadero Qi es el Qi prenatal proveniente de nuestros padres. El Qi de la respiración proviene del Cielo, y el Qi del alimento y del agua, proviene de la Tierra, mezclándose todos ellos*». Es evidente que cuando habla del prenatal se refiere al impulso de la vida dado por nuestros progenitores.

La génesis del Qi en el ser humano tiene dos fuentes fundamentales desde donde obtiene su necesaria nutrición. Por un lado, tenemos el Qi del Cielo (aire que respiramos) y el Qi de la Tierra (alimento y agua que ingerimos). Se trataría de lo que conocemos como Qi Post Natal, es decir, adquirido después del nacimiento. Este Qi nos permite luchar contra las leyes de la termodinámica. Se trata de las diferentes fuentes de Qi en su estado más burdo obtenidas del entorno y que vamos a utilizar en le ciclo de Krebs.

Por otro lado, tenemos el Qi del Hombre, el Yuan Qi, extraído de nuestra herencia, es decir, de la Esencia renal pre-natal concedida por nuestros padres en el momento de la fecundación antes de nacer.

Los pulmones extraen el Gong Qi del aire que respiramos, y el Bazo extrae la energía de los alimentos en forma de Gu Qi, para que pueda ser útil en el circuito energético. El Bazo envía (hacia arriba) la energía más refinada de la separación, descomposición que manifiesta en el Estómago. Ambas, el Gong Qi y el Gu Qi, se reúnen en el pecho para formar el Zong Qi, por lo que algunos autores lo denominan "Qi de Reunión".

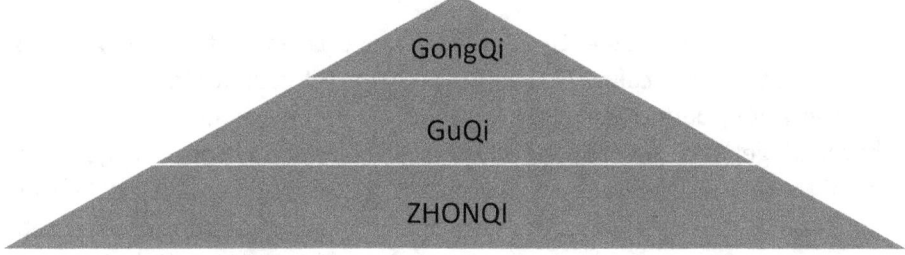

Una vez se genera el Zong Qi se asegura el metabolismo celular, pues el organismo ya tiene la unidad energética necesaria para producir el ciclo de Krebs. El Zong Qi unido al Yuan Qi-Jing forma el Zhen Qi que se trasmitirá por todos los zang y los fu del organismo. Y a su vez el Zheng Qi formara el Ying Qi y el Wei Qi.

En este otro diagrama (Diagrama 3.1) podemos ver mas esquematizado.

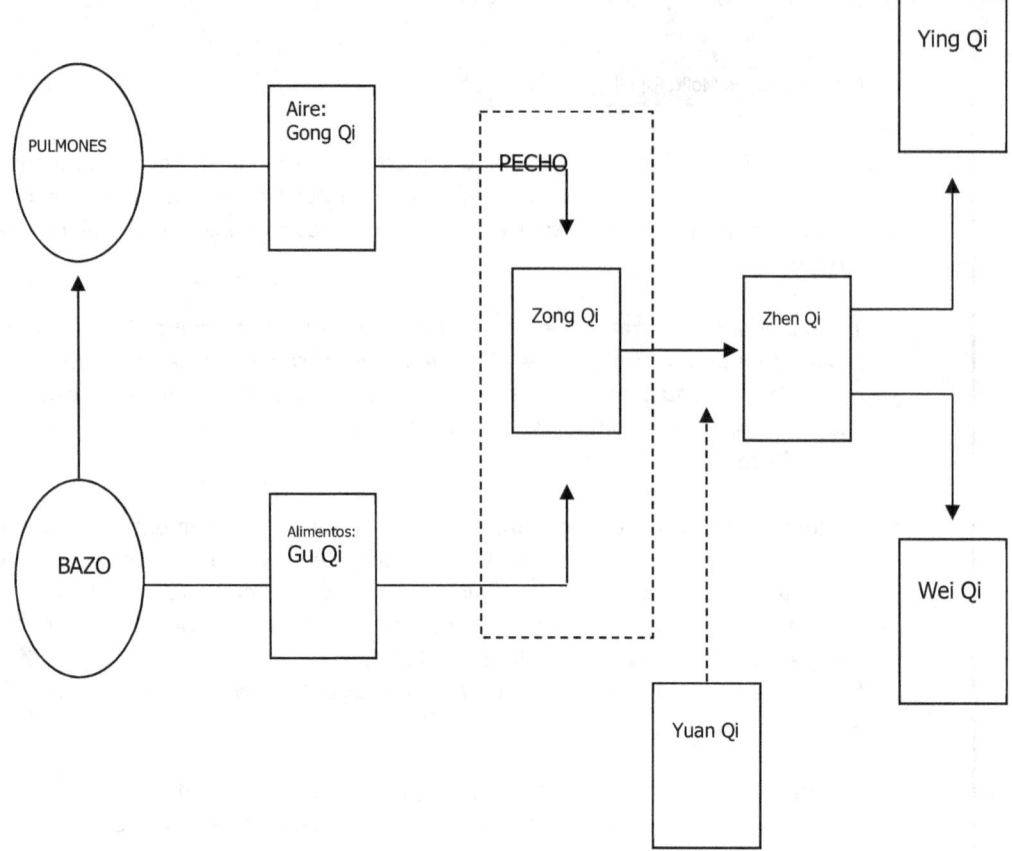

Diagrama 3.1

La idea de que las energías descendían hacia el Ming Men o al "espacio inter-renal", es hallada típicamente en todos los textos clásicos. El Ming Men estaba visto como el punto de reunión donde estas tres energías se alquimizaban para transformarse en el Qi Verdadero. El mingmen sería la mitocondria de la célula donde se da la posibilidad de la vida en si mismo.

Se deduce de esto, que el Qi o "energía vital" deberá su calidad al tipo de alimentación, de la respiración y de la herencia genética de cada individuo. Si bien, para los orientales la herencia genética o "energía ancestral" no se podía modificar, se ocuparon extensamente de cuidar y optimizar las otras dos fuentes de energía a través de la Dietoterapia y de las técnicas de respiración (Qi Gong).

Lo importante aquí es constatar como el Bazo junto con el Pulmón y el Riñón generan el ZhenQi que este a través de otros procesos generara la función energética (Qi) y la función nutritiva (Xue). La función energética la vamos a entender bajo la fisiología del ciclo de Krebs y la función nutritiva bajo las funciones de nutrición de la (Xue).

Durante la separación de las energías y nutrientes en el Estómago, la parte más refinada asciende a los Pulmones en forma de Gu Qi, pero un tipo de Qi más denso y bruto es empujado hacia abajo por el Estómago, hacia el Intestino Delgado, donde volverá a realizarse otro proceso de refinamiento que abordaremos algo más adelante, más relacionado con el refinamiento de los líquidos. Diagrama 2.

Diagrama 2.

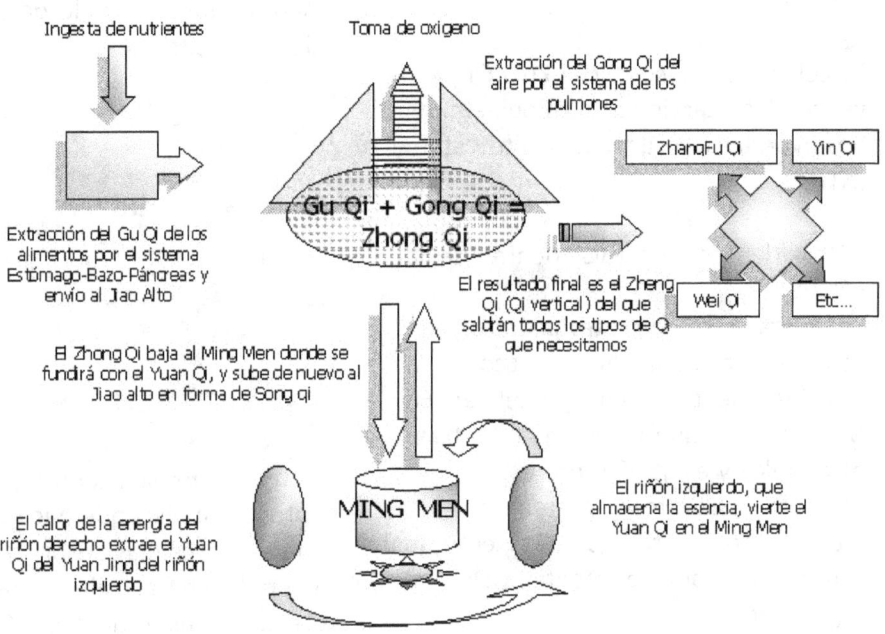

La energía libre y el ATP

La energía de las reacciones químicas se describe mejor en términos de termodinámica denominada **energía libre de Gibbs (G).** La variación de la energía libre (ΔG) de una reacción combina los efectos de cambios en la entalpía (calor liberado en la reacción química) y la entropía (el grado de desorden que resultan en una reacción). (Cooper & Hausman. 2017).

Todas las reacciones químicas siempre van en dirección energéticamente favorable acompañadas siempre por un descenso de la ($\Delta G<0$). En equilibrio, $\Delta G=0$ la reacción energética nunca progresara. Esto es lo mismo que sucede con la teoría del yinyang, el yinyang siempre tiene que estar en movimiento de crecimiento decrecimiento, si el yinyang se estabilizaran en un punto de equilibrio el organismo expiraría.

Para las reacciones bioquímicas, la variación de energía libre estándar se expresa como ($\Delta°$) que es la variación de energía libre estándar de una reacción en un medio acuoso con un pH=7, aproximado dentro de la célula.

Muchas reacciones biológicas, como es el caso de la síntesis de biomoléculas son térmicamente desfavorables ($\Delta G>0$) dentro de la célula. Es aquí donde se debe de usar una fuente de energía.

La célula va a necesitar el ZhenQi para vencer las reacciones termodinámicas desfavorables. El adenosín 5´trifosfato (ATP).

ATP = deposito de (ΔG) dentro de la célula.

La degradación de carbohidratos, en especial la glucosa (Dulce = Bazo) es la principal fuente de energía celular. En MTC el sabor que favorece al del bazo es el dulce y es atraído por este sabor. Los carbohidratos pertenecen al movimiento tierra que es el que suministra principalmente Qi al organismo.

Par poder obtener Qi se debe de generar una reacción oxidativa de glucosa a CO_2 y H_2O. Esta reacción de:

$$C_6H_{12}O_2 + 6CO_2 + 6H_2O$$

Produce una gran cantidad de energía libre. Para que esto suceda dentro de la célula la glucosa pasara por usa serie de procesos dentro de la misma. Es de destacar que de algún modo la obtención de energía produce oxidación y la oxidación genera radicales libres, que se les considera humedad interna.

Glicólisis y ciclo de Krebs

Sabemos que la degradación de glucosa es la fuente principal de energía celular. La glicólisis es la fase inicial de la descomposición de glucosa. En las células aeróbicas, la oxidación de la glucosa se realiza mediante el ciclo de Krebs que nos va a producir de 36 a 38 moléculas de ATP.

Aquí tenemos el ciclo de Krebs o ciclo del ácido cítrico

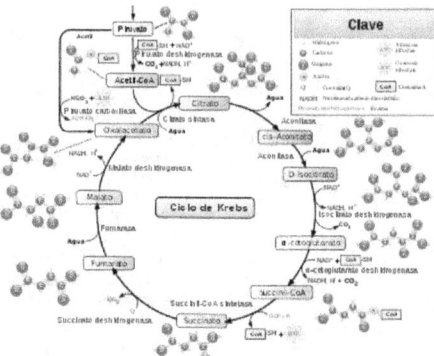

Como hemos señalado este ciclo es una ruta metabólica que hace que de algún modo las células respiren y donde es liberada energía almacenada a través de la oxidación de acetil-CoA derivado de carbohidratos, y en menor medida de lípidos y proteínas que liberara dióxido de carbono y energía química en forma de ATP. En la célula eucariótica el ciclo de Krebs se realiza en la matriz mitocondrial.

Hay que señalar que este ciclo además de generar energía, en este caso es el ZhengQI también proporciona precursores de ciertos aminoácidos, así como el agente reductor NADH que se utiliza en numerosas reacciones químicas (Wagner.2014, Lane.2009)

El ciclo de Krebs es una vía catabólica en organismos aeróbicos, se realiza oxidación de glúcidos, ácidos grasos y aminoácidos hasta producir CO_2 liberando energía.

Mejorar el metabolismo con acupuntura

Existe un trabajo muy bueno de Cristina Varástegui (*Efectos de la acupuntura sobre la fatiga inducida por ejercicio s físicos exhaustivos*). En este estudio se investigan, a nivel metabólico, los efectos antifatiga que produce la acupuntura en jóvenes atletas masculinos después de realizar una serie de ejercicios físicos exhaustivos. Tras un breve descanso posterior al ejercicio, los atletas se trataron con acupuntura utilizando puntos específicos que fueron: **36E. 40V. 4RM. 23V**. A este grupo la autora denomino: (grupo TA). Otro grupo no recibió acupuntura, sino que disfrutó de un descanso de mayor duración que se denomino (grupo TR).

Se recogieron muestras de orina de los atletas en tres tiempos: antes de los ejercicios, tras el ejercicio y descanso posterior y después del tratamiento con acupuntura o después del descanso prolongado, según el grupo.

Se realizó el análisis químico de las muestras de orina los resultados del análisis estadístico indicaron que la recuperación de los metabolitos alterados en los atletas tratados con acupuntura fue significativamente más rápida que la de los atletas que solo realizaron un descanso mayor.

Estos resultados indican que el tratamiento con acupuntura mejora la fatiga producida tras un ejercicio físico exhaustivo, regulando el metabolismo energético alterado, el metabolismo de la colina y atenúando el estrés inducido por **ROS (especies reactivas de oxigeno)** a una velocidad acelerada, lo que demuestra que la acupuntura podría servir como tratamiento alternativo para aliviar la fatiga.

La acupuntura y la oxidación

Basado en el articulo de Elisa Cabiscol (2014). Oxidación celular y envejecimiento. Radiales libres: Doctor Jekyll y mister Hyde.

El oxígeno (O_2) es necesario para la vida de la mayoría de los seres vivos, como hemos visto en el Pulmón genera el GongQi, y junto con el Bazo y Riñón actúa en la respiración mitocondrial, cuando la reducción del oxígeno es parcial, se generan especies reactivas derivadas. Así, cuando capta un electrón, se produce el radical superóxido ($O_2.-$), que puede dar lugar a peróxido de hidrógeno (H_2O_2) y al radical hidroxilo ($HO.$), el más tóxico de todos (Molina Heredia.2012).

El término radical o radical libre, se refiere a cualquier molécula o átomo que contiene al menos un electrón desapareado. En general es muy reactivo hacia otras moléculas, lo que le confiere inestabilidad y vida media muy corta. Así, el radical superóxido o hidroxilo son radicales libres, mientras que el peróxido de hidrógeno no lo es.

Por ello, de forma más correcta se las denomina especies reactivas del oxígeno (ROS) aunque también existen las especies reactivas del nitrógeno (RNS) derivadas del óxido nítrico. La presencia del oxígeno, y especialmente sus especies reactivas derivadas, provocan problemas con los que las células han lidiado a lo largo de la evolución, desarrollando un complejo sistema de defensa antioxidante.

Las especies reactivas tienden a captar electrones de otras moléculas que se encuentren a su alrededor, entre ellas ADN, lípidos y proteínas. La oxidación del ADN puede provocar alteraciones en sus bases, como la formación de 8-hidroxiguanosina, utilizado como marcador de daño genético, o la rotura de la doble hélice, entre otras alteraciones mutagénicas. Por ello, las células disponen de sofisticados sistemas de reparación del ADN. La oxidación de lípidos denominada peroxidación lipídica afecta principalmente a las membranas celulares, siendo especialmente tóxica dado que se generan reacciones en cadena.

La vitamina E, en combinación con la vitamina C, puede frenar esta oxidación en cadena y posteriormente, los sistemas de reparación lipídica sustituyen los ácidos grasos dañados, en combinación con los puntos señalados anteriormente que ayudan a recuperar el sistema. Como en el caso del ADN, se producen también roturas de lípidos dando lugar a compuestos como el malondialdehido o el 4-hidroxinonenal, que son marcadores de daño lipídico. La oxidación en proteínas afecta principalmente a la cadena lateral de los aminoácidos.

Entre las modificaciones reversibles tenemos las que afectan a los grupos sulfidrilo de las cisteínas, dando lugar a puentes disulfuro, conjugación con glutatión o ácido sulfénico. La metionina, otro aminoácido con un átomo de azufre, se oxida dando metionina sulfóxido. Todas estas oxidaciones pueden ser reducidas por distintos sistemas enzimáticos y por tanto pueden actuar como mecanismos de regulación de la función proteica.

Entre las oxidaciones irreversibles tenemos una gran variedad de productos, destacando la formación de grupos carbonilo (aldehídos o cetonas) en lisina, prolina, arginina y treonina, que son utilizados como marcadores de daño a proteínas y que en la mayoría de los casos la inactivan. Dado que no existen sistemas de reparación, estas proteínas oxidadas deben ser degradadas. Cuando los sistemas de degradación, como el proteasoma, no son capaces de eliminarlas de forma adecuada, bien porque están en exceso o por deterioro del propio proteasoma, las proteínas oxidadas se acumulan en el interior celular, provocando toxicidad o muerte celular (Radak. Et al 2011).

El envejecimiento se caracteriza por una acumulación de todas estas macromoléculas dañadas y un desgaste progresivo de los mecanismos de reparación y degradación. Esta situación de estrés oxidativo en la que la **generación de ROS** (endógena o causada por fuentes externas como la radiación, tabaco...) supera la capacidad antioxidante celular, puede explicar la elevada incidencia de tumores a edades avanzadas o que el tejido cardíaco y el sistema nervioso estén especialmente afectados, dado que sus células no se dividen.

Existe **otra cara de la moneda**: en situaciones de estrés oxidativo leve, las especies reactivas y sus derivados actúan como moléculas señalizadoras, promoviendo efectos beneficiosos en diferenciación, defensa antioxidante y mecanismos compensatorios. Ejemplos bien conocidos son la activación, por oxidación de cisteínas, de factores transcripcionales (como Nrf2-Keap1), que inducen sistemas antioxidantes de defensa (Mitshusi. Et al 2012).

El término **hormesis** describe esta respuesta favorable a bajas dosis de un agente oxidante y explica por qué las células previamente sometidas a un estrés leve resisten mucho mejor un estrés intenso que las células no adaptadas.

De algún modo la acupuntura podría generar un fenómeno de hormesis, pues generan un daño tisular que puede actuar como estimulo defensivo.

¿La acupuntura podría ser un mecanismo útil en la eliminación del ROS?
¿cómo podemos identificar la carga de ROS?

Creo que la acupuntura puede ser muy útil en este sentido, me gustaría solo resaltar que la hormesis de algún modo nos explica como los estímulos de la acupuntura activan el organismo. Y con referencia a la segunda pregunta, los análisis basados en la observación de la gota coagulada de la sangre nos contesta, voy a dedicar los dos siguientes apartados a responder a estas dos cuestiones.

La hormesis y la acupuntura

En toxicología, la **hormesis** (del griego ὁρμάω "estimular") es un fenómeno de respuesta a dosis, caracterizado por una estimulación en dosis bajas y una inhibición para dosis altas, que resulta en una curva de respuesta a nuevas dosis en forma de J o de U invertida.

Esto me recuerda a una teoría similar en el mundo de la homeopatía: Bajas dosis estimulan, altas dosis dispersan, utilizada sobre todo en organoterapia.

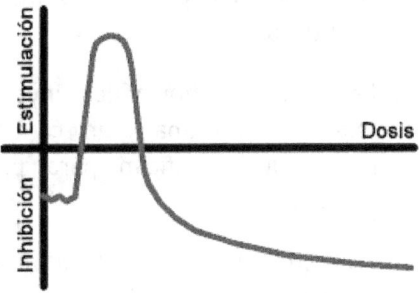

Como sabemos la acupuntura genera daño tisular al ser este sometido a punción por un cuerpo extraño, en este caso la aguja. La aguja generara sustancias alogénicas, esto dará presencia de ROS en la zona, que a su vez generara los mecanismos necesarios para eliminarlos del mismo y actuar sobre el refuerzo inmunológico y antiinflamatorio, por tanto está actuando bajo el principio de hormesis.

Norma Edith López-Diazguerrero et al. (2013) A lo largo de la evolución, los organismos vivos han tenido que adaptarse a condiciones y agentes adversos para lograr sobrevivir, por lo que han desarrollado diversos y complejos mecanismos para lidiar con ellos. Actualmente, se han identificado una serie de procesos conservados durante los cuales una dosis baja o subletal de un agente o estimulo estresante es capaz de activar una respuesta adaptativa que incrementa la resistencia de una célula u organismo frente a un estrés más severo. (un estímulo estresante puede ser la punción) A esta respuesta se le conoce como hormesis.

Existen una gran cantidad de agentes horméticos entre los que se encuentran la radiación, el calor, los metales pesados, los antibióticos, el etanol, los agentes prooxidantes, el ejercicio y la restricción alimentaria. La moxa y la acupuntura.

La respuesta hormética involucra la expresión de una gran cantidad de genes que codifican para proteínas citoprotectoras.

En resumen, la Acupuntura a través de las respuestas basadas en la hormesis actúan estimulando el sistema PNIE y así desencadenando expresiones génicas.

Ahora voy a contestar a la segunda pregunta:

¿Se puede medir el ROS?

Como sabemos las especies reactivas de oxígeno (ROS) se generan simplemente por el hecho de respirar, en la producción de energía o por diversos tipos de estrés. Como vemos el Bazo siempre se relaciona con la humedad, si tenemos la consideración de relacionar el ROS=Humedad interna, tendremos un punto de partida en nuestras deducciones.

Hoy sabemos que el estrés, los desequilibrios bioquímicos, la toxicidad, las deficiencias de antioxidantes etc... Aumentan la actividad de la sialidasa, lo que aumenta la liberación de ácido siálico de los extremos de los polisacáridos. (Bradford.1990)

Este ácido se halla en diversos factores de coagulación sanguínea y regula de forma importante sus actividades. Tenemos constancia que, si los factores de coagulación se alteran, sobre todo por causa de los ROS, la coagulación clásica experimentara una modificación en su morfología.

Este cambio en la morfología es lo que aprovechamos en nuestro laboratorio de Psiconeuroinmunoendocrinología para poder mediar los patrones de la medicina china. En nuestro instituto usamos un método de evaluación cualitativa de la coagulación de la sangre para poder hacer evaluaciones objetivas de los diferentes patrones de la medicina china. Lo llamamos ACP: Análisis Cuantitativos de los patrones. (Moltó. 2020). El ROS genera complejos de masa de fibrina soluble (MFS), cuya función principal es eliminar de la corriente sanguínea los subproductos de la degradación orgánica.

Con un microscopio óptico de campo claro, como el de la fotografía siguiente

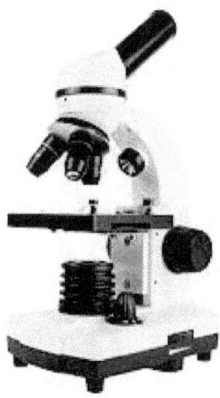

es suficiente, para el estudio de la gota de sangre.

Me gustaría primero describir como es una gota de sangre coagulada normal para que el lector sepa que es lo que queremos decir con esto.

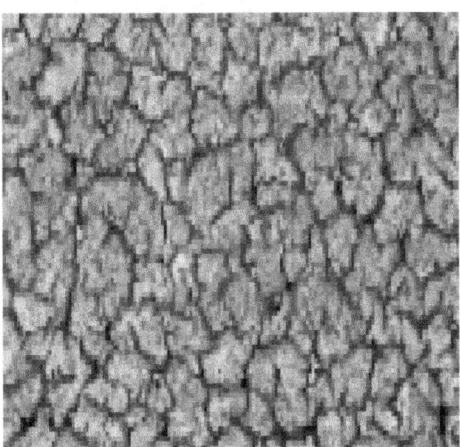

Como vemos en la fotografía anterior, se observa como la fibrina esta coagulada formado mallas más o menos completas, como si de un panal de abejas se tratara. Sin embargo, en la siguiente fotografía como podemos observar existen masas de fibrina soluble. (zonas blancas)

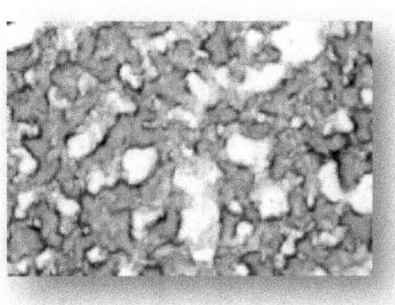

En esta fotografía podemos ver las MFS, en este caso son las manchas blancas. El mecanismo de la fibrina soluble según (Bradford. 1997). EL ROS y/o la acción bacteriana, activan la neuraminidasa (sialidasa). A su vez esta enzima produce la eliminación del ácido siálico y la exposición de grupos sulfidrilos (SH), haciendo que el fibrinógeno se convierta en fibrina soluble. El propósito es unir los compuestos a la fibrina soluble, estos compuestos son desechos celulares y extracelulares, producidos por procesos orgánicos en procesos activos. Es decir, la función de las MFS es eliminar del cuerpo sustancias de desecho, debidos principalmente por procesos asociados a ROS. Nosotros podemos objetivamente medir este proceso con los sistemas de evaluación basados en el ACP.

Esto es muy interesante, pues podemos ver la carga alostática del organismo, es decir medir la humedad interna y saber su progreso interno, de forma objetiva.

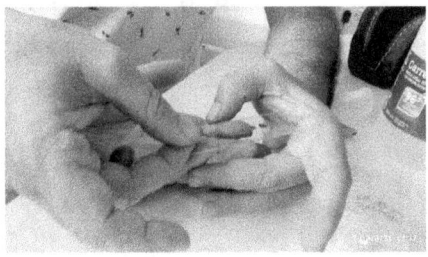

Capítulo 4. Fundamentos en biología molecular

La biología molecular contemporánea se ocupa principalmente de la compresión de los mecanismos responsables de la transmisión y expresión de la información genética que en último término determinan la estructura y función celulares.
Cooper & Hausman

La Acupuntura Científica intentara traducir las metáforas ancestrales a los nuevos descubrimientos de la biología molecular con el último fin de lograr un conocimiento más profundo de sus acciones bio-energéticas.

Herencia y su estructura

Un organismo vivo tiene una capacidad que sin duda lo definen como vivo, y es justo esa, *siempre estuvo vivo*, de algún modo lo que llamamos "vida" ha ido saltando de organismo en organismo. Es por ello por lo que todos lo organismos heredamos de nuestros ancestros se encuentra la sustancia "Jing" y la información "YuanQi", que en MTC se denomina **esencia**.

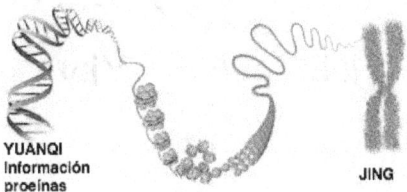

La esencia determina la forma y a función.

La Biología se centra en conocer cómo la esencia se replica de célula a célula y de organismo a organismo.

Los principios genéticos

Sin duda deberemos de hablar de Gregor Mendel 1865, como uno de los pioneros en genética, G. Mendel fue un monje agustino católico y naturalista. A través de sus intuiciones en botánica formuló, por medio de los trabajos que llevó a cabo con diferentes variedades del guisante o arveja, las hoy llamadas leyes de Mendel, que dieron origen a la herencia genética. Podemos decir pues que los primeros trabajos en genética fueron realizados por Mendel.

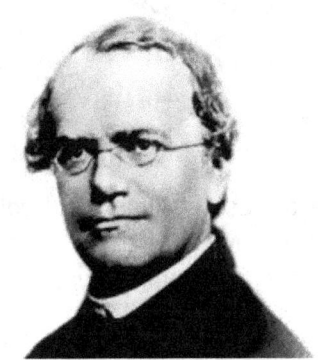

Estudio el color de las semillas, y fue capaz de deducir las reglas de la genética a nivel general. Dedujo correctamente las reglas de los patrones de herencia, que hoy se conocen como: **genes.**

De cada progenitor se hereda una copia de gen, que se denomina: **alelo.** Por ejemplo, si cruzamos dos semillas, una amarilla y otra verde se obtiene el siguiente resultado.

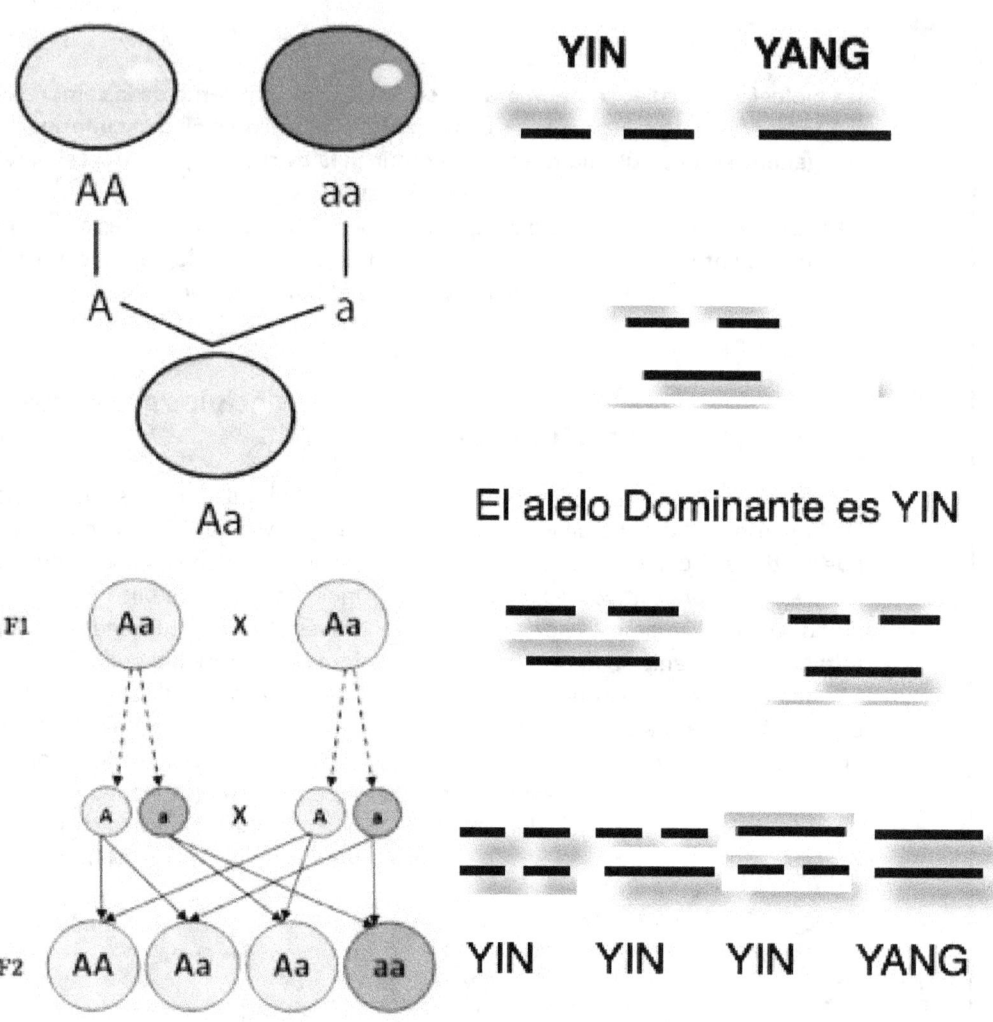

En este caso el Alelo es el color de la semilla. Hay pues dos alelos (amarillo y verde) y le atribuimos yin al amarillo y yang al verde, siendo el amarillo el DOMINANTE y el verde el RECESIVO. Lo mismo es aplicado al yinyang. El porqué de esta dominancia la podemos encontrar en las leyes del I´Ching

Saber más

El I Ching o Yijing se remonta en sus orígenes a más de cinco milenios; es conocido también como Yiying, Y Ging, Yi King, Zhouyi, Chou-I, Djohi, entre otros nombres, también como —Libro de las mutacionesl, —Libro de los cambiosl o —Libro sapiencialI. I Ching es la transliteración en el sistema Wade-Giles; Yijing, lo mismo que Yiyíng, lo son del sistema Pinyin, las dos formas de transliterar las palabras chinas al idioma occidental.

Según el I´Ching (2400 AC) Todas las líneas (--- . - -) que componen el signo son trazos partidos. La línea partida corresponde al principio primario umbrío, blando, receptivo del YIN. *(por ellos es la primera y dominante)* La cualidad intrínseca del signo es la entrega ferviente, su imagen es la tierra. Es la perfecta pieza complementaria de lo creativo, su contraparte, no lo opuesto, una complementación y no una hostilización. Es la naturaleza frente al espíritu, la tierra frente al cielo, lo espacial frente a lo espacial, lo femenino maternal frente a lo masculino paternal.

A nivel de lo molecular y en este caso de lo que se manifiesta en los alelos, Dominante y Recesivo.

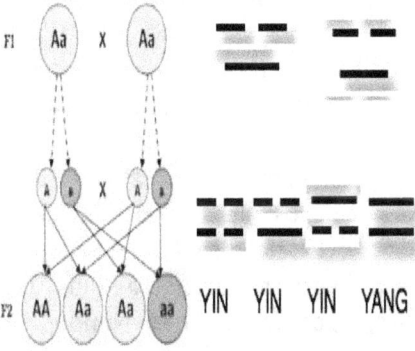

Como vemos en estas combinaciones el Yin es dominante en una proporción de 1/3.

En la esencia se engendra: el Jing es decir el Genotipo y en consecuencia el YuanQi es decir el Fenotipo. Es por ello por lo que la esencia es tanto yin como yang, siendo lo Dominante lo que se expresa.

Este es el paso primero y determinante de la constitución del ser. De algún modo la teoría tradicional siempre entendió la teoría de los híbridos.

Adjudicar el Dominante a un alelo y no al otro, es un misterio que solo la naturaleza sabrá, pero que la biología entiende a través de las leyes de Mendel. Aunque estamos en los primeros pasos de la complejidad emergente.

ESENCIA

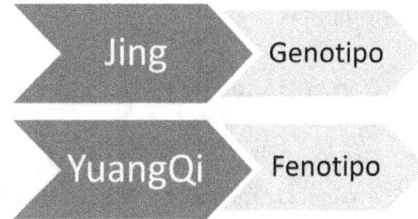

Los cromosomas son los portadores de los genes. Todas las células son diploides, es decir tienen dos copias del mismo cromosoma. Sin embargo, en las células germinales esto es: Espermatozoide y ovulo, (las sustancias esenciales de la MTC) son haploides, es decir solo tienen un cromosoma en vez de la copia doble. Aquí es donde entra la Meiosis, en la cual, un solo cromosoma de cada progenitor se une a la célula hija. Esta unión de dos células haploides da lugar a una nueva célula hija diploide.

Genes y enzimas

Conocer e identificar los genes en los cromosomas fue un trabajo costoso en biología, sin embargo, el modo por el cual los genes se manifestaban en el fenotipo fue complejo de entender, hasta que se conoció en el 1909 la relación de estos con las enzimas, ya que se descubrió que una alteración genética en el metabolismo del aminoácido fenilalanina generaba una enfermedad conocida como fenilcetonuria. Esto de algún modo señalo que los genes generaban la síntesis de enzimas. Y recordemos que estas son proteínas, y que las proteínas se encargan de las funciones biológicas.

De aquí sale el dogma central de la biología:

Gen → Proteína → funciones biológicas

Tenemos que saber que los genes están en los cromosomas y que estos están compuestos por proteínas, sin embargo, los mismos genes "no" son proteínas.

Es James Watson y Francis Crick quienes en 1953 descubrieron la estructura del ADN y sentaron las bases de la biología molecular.

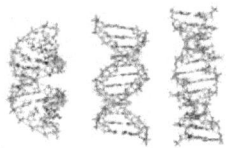

Como hemos señalado anteriormente el GEN esta compuesto por cuatro nucleótidos.

Dos purinas: adenina (A) y guanina (G) y dos pirimidinas: citosina (C) y timina (T).

El emparejamiento de las bases siempre es muy concreto:

A con T. Y G con C

Esto lo descubrió Erwin Chargaff, quien analizó la composición de diversos ADN y encontró que la adenina siempre era en cantidad equivalente a la timina, y lo mismo pasaba con la citosina y guanina.

Importante, hay que señalar que Watson y Crick siempre dispusieron los nucleótidos siguiendo este orden:

T (U), C, A, G

Esto es importante, pues de algún modo nos ayudara a ordenar posteriormente toda la teoría que iremos desarrollando en este trabajo.

Cuando queramos unir la teoría tradicional a la biología molecular, nos daremos cuenta de que han existido varios intentos al largo de la historia, y esos intentos no coinciden los unos con los otros. Esto no nos tiene que desanimar, sino mas bien todo lo contrario, deberemos mejorar las teorías existentes, dado que hoy jugamos con ventaja, pues desde la primera aproximación del matemático G.W. Leibnitz (1703) en su libro: Two Letters on the Binary Number System and Chinese Philosophy" ha llovido mucho.

El autor y famoso matemático decía en este libro que: -*no dejo de expresar mi asombro por la perfecta correlación existente entre mí sistema numérico binario y el I´Ching.*

Realmente el pionero en la relación del l´Ching con el código genético fue el biólogo alemán, G. S. Stent (1969) el cual púbico su libro: The Coming of the Golden Age. El cual ya nos habla de la relación del I´Ching con el ADN. Pues como hemos expresado no podía ser de otra manera, hacia pocos años se había descubierto las bases de este y esto seguramente influyo mucho a Stent.

Ahora, como señale, en este proceso han existido varios autores, que han diferido en su ordenamiento, que son diferentes los unos de los otros, por ello la importancia del ordenamiento de Watson y Crick, para poder justificar nuestras bases. Sobre este tema tratamos próximamente.

Replicación del ADN.

Gracias a este apareamiento de las bases, el material genético puede heredarse al poder replicarse. Un proceso necesario cada vez que la célula se divide. Cada una de las hebras del ADN se pueden dividir y servir como molde. Este proceso se denomina **replicación semicorservativa.** Estos descubrimientos se llevaron a cabo por los científicos Meselson y Stahl en 1958 con sus trabajos con la bacteria E.Coli.

La capacidad del ADN para servir de molde fue demostrado gracias al descubrimiento de una enzima la **ADN polimerasa,** que podía catalizar la replicación del ADN. Con la presencia de ADN de molde la ADN-polimerasa es capaz de dirigir la incorporación de nucleótidos en una molécula de ADN complementaria.

Expresión de la información: Jing al YuanQI.

La ciencia sabe que los genes actúan determinando la formación de la proteína. Se dice que tenemos 150 000 proteínas diferentes en una sola célula, esto hace que nuestros 23 000 genes tengan que codificar toda esta información. Las proteínas se codifican según el orden de las 4 bases de nucleótidos que constituyen las moléculas de ADN. Estas 4 bases codifican las proteínas que son polímeros de 20 aminoácidos, descritos en el capítulo 1. Cuya secuencia determina su estructura y función.

Tenemos es necesario saber que la relación entre los genes y enzimas se determina por el orden de los nucleótidos en el ADN que especifican el orden de los 20 aminoácidos.

Las **mutaciones** en un gen darán con alteraciones en la síntesis de su producto.

Estas mutaciones pueden ser por:

- Adicción
- Delección

de un nucleótido. Esto genera una proteína defectuosa y en consecuencia posiblemente una enfermedad, en MTC muchas de estas enfermedades estarían catalogadas como TAN. (Humedad interna)

ARN

Ahora vamos a pasar al estudio del ARN mensajero (ARNm). La síntesis de las proteínas se realiza en el ribosoma.

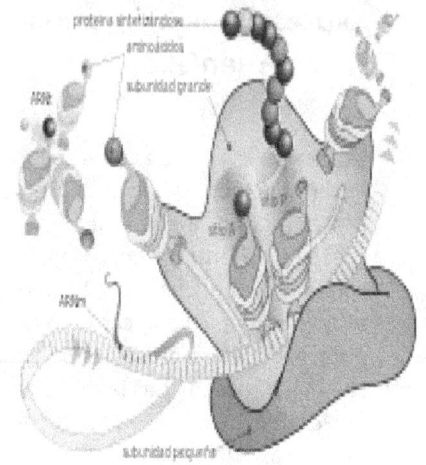

Fuente: https://es.wikipedia.org/wiki/Ribosoma

Lo primero que debemos de saber, es que el ARN esta compuesto por una cadena simple, no doble como el ADN, sus azucares son ribosa en vez de desoxirribosa y que en vez de tener timina (T) tiene uracilo (U).

T (U), C, A, G

El descubrimiento del ARN genero la idea central en biología, es decir, que la vía de información marchaba del:

ADN → ARN → Proteína

Esto es el
DOGMA DE LA BIOLOGÍA MOLECULAR

De acuerdo con esta idea las moléculas de ARN se sintetizan a partir de moléculas de ADN, **transcripción,** y las proteínas se sintetizan a partir de moldes de ARN, en este caso proceso denominado, **Traducción.** (Sidney Brenner, François Jacob, Matthew Meselson 1961).

Como estas moléculas de ARN son intermediarias entre el ADN y las proteínas se denomina **ARN mensajero, ARNm**, que es transcrito por una enzima llamada **ARN polimerasa.**

A partir de este punto surge el ARNr (ribosómico) que es un componente de los ribosomas. Y el ARNt (transferencia) que es una molécula que ordena los aminoácidos a lo largo de la cadena molde de ARNm.

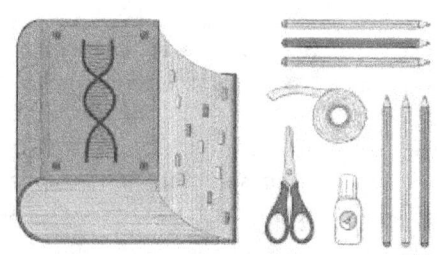

> **Saber más**
>
> ¿Por qué Uracilo en vez de tamina?
>
> La vida comenzo en la Tierra hace unos 3.600 millones de años y parece que fue gracias a un mecanismo replicativo, es decir, se produjo una fórmula química que tenía la capacidad de copiarse a sí misma. Lo más probable es que ese elemento replicativo fuera el ARN. El ARN no es más que una molécula orgánica, una cadena formada por otras moléculas más pequeñas y más simples que se llaman bases nitrogenadas. Esas bases nitrogenadas que forman el ARN son cuatro: adenina, citosina, guanina y el uracilo por el que preguntas. Pasado un tiempo el ARN sufrió modificación, evolucionó y apareció el ADN que también está formado por cuatro bases: adenina, citosina, guanina pero, a diferencia del ARN, en vez de uracilo el ADN contiene timina. La otra gran diferencia entre los dos ácidos nucleicos es que el ARN es una sola cadena y el ADN son dos cadenas formando un helicoide. El conocimiento general es que el uracilo solo se encuentra en el ARN y la timina en el ADN.

La función del Jing:

Como ya hemos señalado, si decimos que el Jing es igual al ADN tenemos que estudiar el ADN en profundidad y encontrar los puntos de similitud con la teoría china. En primer lugar, el ADN está unido, gracias a la *"Complementariedad de Bases"*, también denominadas nucleótidos. Ahora vamos a estudiar como nuestro organismo utiliza nuestro JING, para auto-crearse: El Gen es la unidad básica de la herencia y es un fragmento de ADN, su función es crear una proteína, mediante dos procesos;

- ✓ Transcripción.
- ✓ Traducción.

> **Curiosidad**
>
> Hay que decir que las bases de nucleótidos, están implicadas en otras funciones, siendo curioso esto pues en otra de las funciones que están implicadas es en la generación de energía bioquímica. Actúan como trasportadores de energía química, entre ellas está la adenosina trifosfato ATP y la guanosinatrifosfato GPT. No es curioso que con las mismas sustancias yin la madre naturaleza haga las dos funciones más importantes del organismo. Jing-Qi.

A continuación, voy a exponer una tabla de los diferentes niveles de estudio y análisis de la información genética.

Tabla		
Nivel 1	Célula	Sexual (Haploide). Somática (Diploide)
Nivel 2	Cromosomas Cariotipo	Gonosomas (1 par) Autosomas (22 pares)
Nivel 3	Genes Alelo[1] Alelo[2]	Dominante (Incompleto) Recesivo.
Nivel 4	Genotipo	Heterocigoto Homocigoto.
Nivel 5	Fenotipo	Conducta. (Shen)

En cada cromosoma se ubica un determinado número de genes, el lugar que ocupan estos genes se denominan **Locus** (Loci en plural). En el caso de los humanos sabemos que, al tener una dotación diploide, los genes están duplicados y estás duplicaciones no han de coincidir, estás variantes se denominan Alelos. Son las formas alternativas de un gen que pueden implicar diferencias en los rasgos observables (fenotipo). La dotación de Alelos que contiene un organismo para un determinado rasgo se denomina genotipo. Aquí entra el concepto de heterocigoto si las formas alternativas son diferentes y homocigoto si son las mismas. Por ejemplo, yo puedo tener dos Alelos para el color de los ojos, marrones y azules, entonces soy heterocigoto para ese rasgo, y mi fenotipo será el que se exprese, pero en mi genotipo esta también el otro, que en determinados casos se lo podré trasmitir a mis hijos.

Otro dato importante es el concepto de Acervo genético, ya que en un individuo solo se pueden manifestar dos alelos para un rasgo. Esto no sucede en la sociedad en general, por el ello el acervo genético es la totalidad de los genes de la población. Por ejemplo, los ojos, yo puedo tener ojos marrones y mi alelo recesivo ser verde. Es decir, en mi genoma tengo tanto el marrón como el verde, en cambio en la raza humana existen también ojos azules, grises etc... esto es el acervo genético. El Jing juega con un mecanismo yinyang, sin embargo, el yin yang se expande más allá de mi cuerpo. Gracias al acervo genético somos más que una simple combinación yinyang.

Centrémonos en lo que más nos interesa. Sí el genoma de una persona varía de una a otra gracias a la combinación de sus alelos, es decir sus complementarios, un dato curioso será saber que usted es igual a mí en un 99´9%. Vemos pues que la diferencia es mínima, verdad? Pues aún podemos alucinar más, ya que somos 51% (Tom Shakerperare, Universidad de Newcastle) igual a los genes de la levadura, y en un 98% a los chimpancés. Con esto solo quiero decir que no es genético lo que nos hace diferentes como humanos, ¿qué es pues?, el yuanqi. Pero sigamos leyendo para entender lo que quiero decir.

La transcripción.

Para entender como el Jing nos va dando la materia necesaria para construir las proteínas es necesario saber que esto se realiza a través de la transcripción. Lo que ahora hace nuestro sistema bioenergético es convertir el ADN en ARN, es decir crear un molde. El ARNm (ARN mensajero), para inmediatamente y gracias al ARNt (ARN transferencia) convertirlo en una proteína o en un paso intermedio.

Centrémonos en el primer paso:

El ARN polimerasa, separa este YIN/YANG (ADN) en un lugar llamado promotor. Allí el ARN polimerasa separa el ADN y lo copia. Hace una especie de negativo. Este proceso es muy simple de entender. Pues bien, nosotros podemos tener una cadena de ADN que sea la siguiente:

AAGCTTTAA

Su complementaría es pues:
TTCGAAATT

Como podemos ver (A) siempre se empareja con (T), y (G) con (C), pero tenemos que saber que en el caso de la copia al ARN, en vez de T ponemos Uracilo "U", ya sé que esto puede confundirnos pero la naturaleza tendrá sus motivos. (Seguramente esto es así porque muy a diferencia de lo que cree mucha gente, primero se creó el ARN, y luego se desarrolló en la naturaleza el ADN.) (Matt Ridley.1999).

Como hemos dicho el ARN será una copia negativa del ADN con la salvedad de que en este caso usamos Uracilo, "U". Vemos pues que la vida está llena de contrarios. Arriba abajo, sol, luna, ADN, ARN, y así "hasta el infinito". A este fenómeno en genética se le denomina complementariedad de bases. También es verdad que este Jing para generar proteínas gasta Qi. Aquí entendemos los textos antiguos; *El Qi que tomamos de los alimentos GUQI y el del aire Zhong-Qi acaba formando Yuan-Qi y JING.*

La Traducción:

Hablamos ahora de traducción, ya que pasamos de un idioma a otro. Del lenguaje basado en la Complementariedad de Bases, pasamos ahora al lenguaje de los aminoácidos. Podemos deducir que en esta fase pasamos de un lenguaje a otro.

Podríamos decir que pasamos de un lenguaje YIN/YANG, binario, aun lenguaje mucho más extenso. Esto me vuelve a recordar los pasajes clásicos, en cuanto que el uno genera el dos, el dos al tres, así hasta el 10.000, formas o.... proteínas.

Por lo tanto, lo más importante para nosotros es; ¿Cómo podemos actuar sobre la síntesis proteína?, que es en definitiva como actuar sobre el JING.

Sabemos que las proteínas son la expresión génica, es decir, son la expresión de nuestro JING, por lo tanto, todo nosotros somos JING expresado, y
configurado por el yuanqi, si nos vemos a nosotros mismos estamos mirando nuestro JING guiado por el yuanqi. Nuestras deficiencias al fin y al cabo son las deficiencias de nuestro JING y yuanqi, lo mismo que nuestras virtudes.

Actuación sobre el Jing.

Cuando intentamos regular la síntesis proteica, lo que estamos haciendo en realidad es activar o desactivar ciertos genes. Podemos actuar sobre nuestro JING de diferentes formas:

- ✓ Regulando la propia estructura física del ADN y la fibra cromática.

Esto puede ser el motivo del origen de muchas enfermedades de nuestro Jing, como las causadas por; RX, radiación solar, con ingeniería genética, etc...

- ✓ O, actuando sobre el ARN polimerasa en la zona promotora.

Es importante saber que en este punto sí que podemos actuar con la Acupuntura, ya que a veces es necesaria la presencia de sustancias activadoras. Las hormonas actúan muchas veces bajo este mecanismo activador. A las hormonas en este caso se las denominan factores de trascripción. En medicina convencional se puede actuar impidiendo la presencia de estos factores, con ciertos fármacos reprimiendo físicamente el acoplamiento (Ejemplo de este caso sería la Terapia Hormonal).

El código genético

Es el momento de explicar el como se traduce de una secuencia de nucleótidos de ARNm a una secuencia de aminoácidos. Aquí juega un papel importante el ARNt que media la acción de unir los nucleótidos al aminoácido.

¿Cómo se puede traducir una secuencia de 4 nucleótidos a una de 20 aminoácidos?

Dado que 4 nucleótidos deben codificar 20 aminoácidos, son necesario al menos tres nucleótidos para cada aminoácido. A estos tres nucleótidos que se correlacionan con un aminoácido le llamamos: **Codón**.

Tomados en parejas solo pueden codificar dieciséis aminoácidos (4^2), sin embargo, tomados de tres en tres cuatro nucleótidos podrían codificar 64 (4^3). Más que suficiente. Estas líneas representan la evolución del movimiento cíclico del Yin Yang: El máximo Yang, el máximo Yin, y sus dos etapas intermedias.

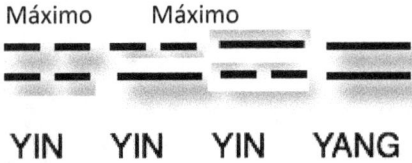

Cuando a estos binomios le añadimos un tercer aspecto intermedio con el fin de comprender mejor su movimiento y su dinamización, se forman ocho ideogramas conocidos como el *PaKua (Ba Gua)*: Los 8 trigramas. Los Trigramas del I´Ching son los símbolos fundamentales de la Tradición Extremo- Oriental, igual que los Hexagramas, son símbolos metafísicos que representan en forma sintética teorías susceptibles de recibir desarrollos ilimitados, y susceptibles también de adaptaciones múltiples, Rene Guenón (1946), y eso es justo lo que queremos hacer aquí.

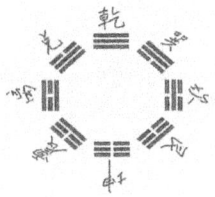 Si además combinamos estos trigramas entre si, uno Yin y uno Yang, se forman los **64 hexagramas** que configuran el contenido del *I´Ching*. Y, sobre todo, y aquí esta lo verdaderamente importante, una explicación de la genética moderna.

En palabras de Moisés Sepúlveda en su espectacular trabajo: I Ching YiJing, El Tao del ADN. Diferentes investigadores también han descubierto sorprendentes similitudes con otros ordenamientos, como los extraordinarios paralelismos o semejanzas de los 64 hexagramas del orden de Fu-xi con la estructura matemática del **Código Genético**, según lo demuestran diferentes estudios que se han hecho desde 1969. "Hay en el I Ching —prosigue el autor citado—, un carácter común a todas las Doctrinas Tradicionales al contener en sí mismas, desde el origen, las posibilidades de todos los desarrollos concebibles, comprendidos los de una infinidad variada de ciencias de las que el Occidente moderno. Es lo que puede darse entre el I Ching y las correlaciones halladas con el Código Genético, las cuales con toda seguridad no son meras correspondencias analógicas, sino que pueden ser la **puerta de entrada al descubrimiento de principios aplicables a diferentes ciencias**.

Es por ello por lo que vamos a dedicar el siguiente capítulo a este apasionante mundo de la biología molecular y el I´Ching.

Capítulo 5. Código genético e I´Ching

> El provenir es tan irrevocable como el rígido ayer.
> No hay una cosa que no sea una letra silenciosa de la eterna escritura indescifrable cuyo libro es el tiempo.
> Quien se aleja de su casa ya ha vuelto.
> Nuestra vida es la senda futura y recorrida.
> El rigor ha tejido la madeja. No te arredres. La ergástula es oscura.
> La firme trama es de incesante hierro.
> Pero en algún recodo de tu encierro puede haber una luz, una hendidura.
> El camino es fatal como la flecha.
> Pero en las grietas esta Dios que acecha.
> Jorge Luis Borges.
> Para una versión del "I King"

Voy a explicar en que consiste este maravilloso libro, que muchas veces se ha desprestigiado por confundirse con un libro oracular, que si bien tiene esas funciones no es un libro para nada "adivinatorio" sino más bien predictivo.

No "adivina nada" más bien predice acontecimientos y sobre eso es de lo que voy a hablar aquí, para ello utilizare la traducción que hizo Richard Wilhelm (1991.2005). en su libro I´Ching. En la parte de: Usos del libro de las mutaciones.

Lo divide en dos partes.
a) El libro oracular, y
b) El libro sapiencial

Nos quedamos en la segunda parte. De hecho, el famoso filosofo chino Lao Tse se inspiro con este libro, y fue la inspiración de muchos de sus aforismos más profundos.

Por otro lado, Kung Tse (Confucio) se dedicó a meditar sobre el mismo, es el trabajo de este filósofo el que ha llegado a nosotros.

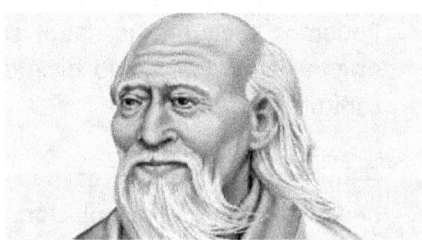
Lao Tse

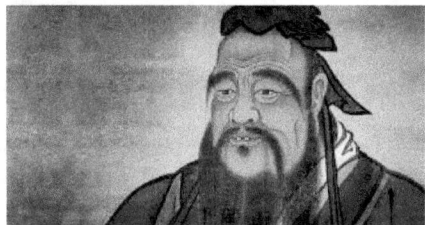
Kung Tse

Podemos decir que hay cuatro autores que han influido en esta obra. Fu Hi, el rey Wei, el duque Chou y Kung Tse.

Fu Hi, es una figura mítica, se lo designa como el inventor de los grafismos del libro de las mutaciones, se dice que es del año 2400 A.C

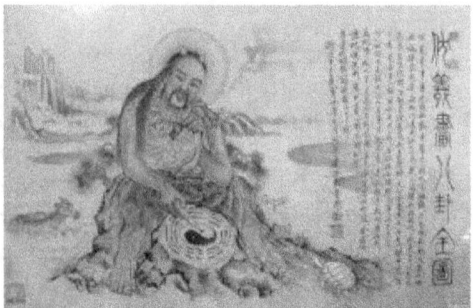

Fu Hi

El comienzo de la vida por pares

La idea general de este libro es la mutación. Que es la ley que da sentido al TAO de Lao Tse, el curso, el camino. Podemos preguntarnos aquí sobre el origen de la vida, como hicimos en el capítulo uno.

A fin de convertirse en realidad esta ley necesita una postulación. Esta postulación es el gran comienzo original, que se diseño en forma de circulo.

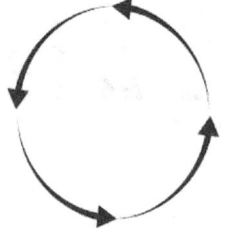

El comienzo original del universo o de la propia vida, el gran comienzo de todo lo que es: Tai Ch`i, la viga principal, la viga maestra. La filosofía ulterior se centra mucho en ese origen.

El Wu Chi, principio aún anterior al comienzo original, se diseño en forma de circulo, y Tai Ch`i fue luego el círculo dividido en luz y tiniebla, yin yang.

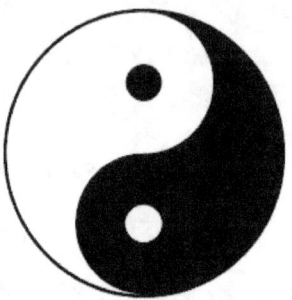

Con esta línea que en si misma es unidad, aparece en el mundo la díada, la dualidad. Fenómeno que podemos ver continuamente en biología, como vimos en el capítulo anterior.

Pues con ella, se establece arriba-abajo, derecha - izquierda, delante - detrás: aparece el mundo de los contrarios, que se representan a través del yin-yang.

<<*Por eso existe en las mutaciones el gran comienzo Original. Éste engendraba las dos fuerzas fundamentales. Las fuerzas fundamentales engendraban las cuatro imágenes. Las cuatro imágenes engendran los ocho signos*>>.

Ahora retomando la genética, recordemos, tenemos cuatro bases de nucleótidos, que a su vez se dividen en

- Pirimidina (Timina (Uracilo)-Citosina)
- Purinas (Adenina-Guanina)

Ahora será trabajo de clasificarlas como yin-yang.

Nosotros vamos a usar el orden de Fu Hi (Fu xi), llamado también el orden natural de Fu Xi. Hay otros autores que desde mí punto de vista lo ordenan siguiendo otras deducciones sobre las cuales tengo mis dudas, lo veremos más adelante.

Como sabemos según la literatura clásica el yin es primero que el yang, esto debe de ser importante.

Pirimidinas, recordemos un anillo,

Purina dos anillos.

Fuente fotos: Wirkipedia

Me gustaría señalar en este punto algo interesante con respecto al yin yang, y esto es algo que se ha pasado por alto muchas veces, y es, el movimiento <<**retrogrado**>> que se relata en el libro "El secreto de la flor de oro", siendo el maestro Lü Dsu quien nos habla de esta idea: *La esencia de la vida esta contenida en la luz, hay que conocer la esencia por medio del trabajo del curso circular de la luz, que reposa en el movimiento retrogrado.*

Las palabras del maestro Lü Dsu nos señalan algo que para mi es interesante, de algún modo va en contra del dogma central de la ciencia en cuanto la idea de: Gen→ARN→Proteína. Pues el movimiento retrogrado nos hablaría de la posibilidad inversa. La **Transcripción inversa** o **retrotranscripción** es un proceso de la biología que implica la generación de una cadena ADN de doble cadena a partir ARN de cadena simple. Cann. Alan (2005)

Dicha actividad está mediada por varias enzimas en las cuales participan virus. Siendo la transcriptasa inversa su representante Fueron los investigadores Howart Temin y David Baltimore en el 1970 quienes la sacaron a la luz poniendo en gran evidencia el dogma central de la biología.

Según la metafísica oriental la capacidad del movimiento retrogrado, nos posibilita según el taoísmo la capacidad de fundir en el UNO la unicidad del pasado primitivo de la vida. Es como la capacidad del pasado en influir en el presente a través de dos movimientos circulares uno que va hacia el pasado y otro que va hacia el futuro y que convergen en el UNO generando el TODO.

Pasado ↔ presente
Dogma central ↔ transcripción inversa

Señalar a modo de curiosidad que hoy en física se ha descubierto que los electrones también viajan hacia atrás.

> **Saber más**
>
> Un equipo internacional de investigadores ha conseguido en laboratorio algo que hasta ahora parecía imposible: **hacer que el tiempo en una computadora cuántica avance hacia el pasado**. Los físicos también lograron calcular la probabilidad de que, de forma natural, un electrón libre en el vacío del espacio interestelar "regrese", de forma espontánea, a su pasado reciente. Los impactantes resultados de este trabajo, que se publicarán el 13 de marzo en Scientific Reports, ya pueden consultarse en arxiv.org.

Ahora lo que tenemos que hacer es ordenar las bases, de acuerdo con el yin-yang.

Purinas y pirimidinas y las cuatro bases ordenadas según el ciclo Fu Hi

Primero que todo debo de ordenar el yin yang en base a las purinas y pirimidinas, pues si no asignamos un orden lógico no podremos avanzar en la tesis.

Según el primer orden natural: **Guicang Yi,** el yin precede al Yang.

1 anillo	2 anillos
Pirimidinas	Purinas
───	── ──
YANG	YIN

Si seguimos, en las deducciones tendremos el orden de **Fu Hi,** tenemos que, el Yang antecede al yin

2 anillos	1 anillo
Purinas	Pirimidinas
── ──	───
YIN	YANG

En mi deducción, estoy con Fu Hi, pues el yin es antes que el yang.

Ahora deberemos de clasificar las dos bases en las cuatro combinaciones posibles con cada nucleótido.

2 anillos		1 anillo	
Purinas		Pirimidinas	
── ──		───	
YIN		YANG	
Guanina	Adenina	Citosina	Tiamina (U)
── ──	─────	── ──	─────
── ──	── ──	──────	──────

Me es muy grato coincidir en este punto con los trabajos del Dr. T. Alcocer y Moisés Sepulvera.

La adenina la relaciona con el bigrama:

─────
── ──

La guanina la relaciona con el bigrama:

── ──
── ──

La timina la relaciona con el bigrama:

─────
─────

La citosina la relaciona con el bigrama:

── ──
─────

Sin embargo, no coincido con los trabajos de: Gunther S. Stent (1969) y posteriormente los de Toty de Naverán (2002) pues proponen una clasificación diferente:

La adenina la relaciona con el bigrama:

La timina la relaciona con el bigrama:

La guanina la relaciona con el bigrama:

La citosina la relaciona con el bigrama:

Sin duda su error desde mi punto de vista es que no respetaron el orden ordenamiento impuesto por Crick y Watson. En el que se basa la biología molecular y en consecuencia este libro. Aunque en nuestro ordenamiento es inverso, al respetar la ley del yin precede al yang, si lo hacemos siguiendo el orden de Crick y Watson sería al revés, pero para el fin que nos acontece no es significativo.

Ahora una vez tenemos clasificadas nuestras cuatro bases, vamos a desarrollar los dos ciclos, el anterógrado, y el retrogrado.

Los dos sentidos anterógrados y retrogrado

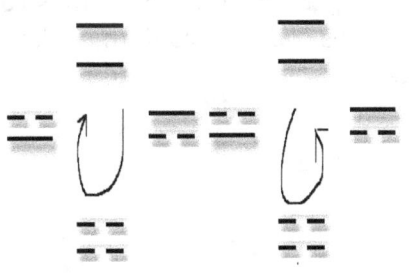

Que existan dos círculos con doble sentido en el curso del trabajo de la luz, nos habla en algún sentido del origen del todo, sin duda, tema este que se deberá meditar más profundamente. Pues se vive en sincronicidad con el giro **dextrógiro y levógiro**. La alquimia del fenómeno de la vida.

En el libro del I`ching hay un texto que se le asocia a Lao Tse que casa muy bien con el trabajo de las diez alas, el capítulo XLII, señala: *El Tao crea al Uno, el uno engendra al Dos; el Dos engendra al tres y el Tres da origen a todo lo que existe.*

Es en este punto donde las bases nitrogenadas deberán de transcribirse al idioma de los aminoácidos, y esto sucederá cuando se puedan combinar estas con ellos. Esta claro que con cuatro combinaciones no podemos, con ocho tampoco, con 16 tampoco, con 32 tampoco, será solo con 64 combinaciones, y esto se cumple solo con la combinación en "6".

Por ello, como predice el I´Ching y Lao Tse señala, del dos pasamos al 3, y aquí se forma los Pakuas (los 8 trigramas) que coinciden con los 8 vasos maravillosos.

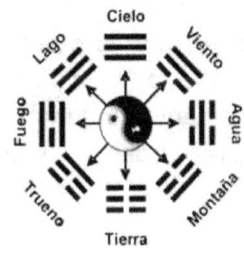

Los ocho Pakuas con la ley del yang precede al yin, siguiendo el orden de Fu Hi.

Ahora siguiendo la lógica de la complejidad pasamos a la siguiente multiplicación por 2.

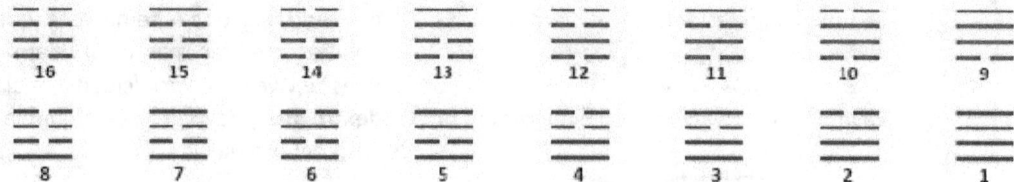

Aquí ya tenemos las 16 combinaciones.
Si multiplicamos otra vez por 2 tendremos las 32 divisiones:

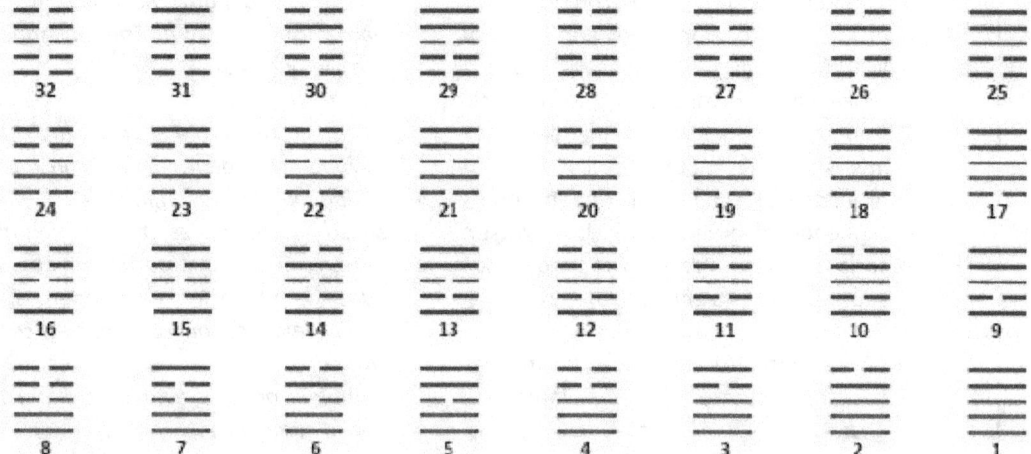

Estaremos pasando de Dos, monogramas, a
→ Cuatro bigramas, a
→ Ocho trigramas, a
→ Dieciséis tetagramas, a
→ Treinta y dos, pentagrama, y finalmente a sesenta y cuatro, con los hexagramas.

Es por ello por lo que a medida que se van generando las diferentes combinaciones llegamos a los hexagramas que equivalen a los codones, conforme a las correlaciones de la genética moderna, en el mismo orden.
Ahora recuerden que sucede con el ARN.

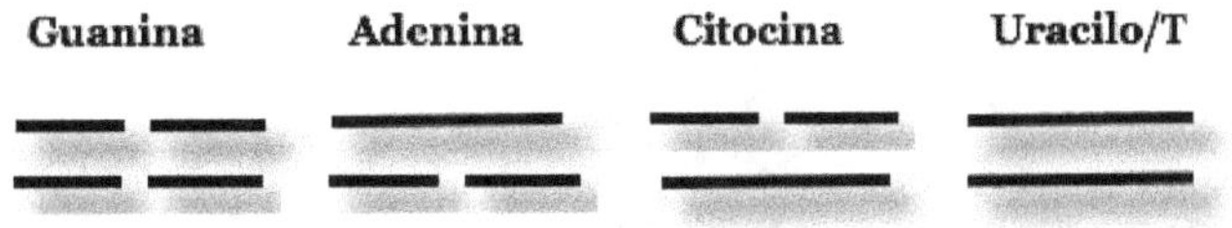

Prof Juan Pablo Moltó Ripoll.   Acupuntura Científica

Guanina	Adenina	Citocina	Uracilo/T

Una base es codificada por un bigrama. Un aminoácido por tres bigramas formando el hexagrama que equivale al codón.

Codificación de bigramas a hexagramas. ADN a Proteínas

Ahora vamos a explicar como se forman las proteínas:

El primer aminoácido que vamos a codificar es la Glicina. Como podemos ver dos bases en este caso __ __ , __ __ codifican una nucleótido en este caso Guanina, y tres bases, en este caso __ __ __ __ , __ __ __ __ , __ __ __ __ = G G G (Codón que codifica)

GLICINA.
El Codón será: GGG en el hexagrama:

```
__ __
__ __ G
__ __
__ __ G     → GLICINA
__ __
__ __ G
```

```
____
____ U
__ __
__ __ G     → GLICINA
__ __
__ __ G
```

```
____
__ __ A
__ __
__ __ G     → GLICINA
__ __
__ __ G
```

```
__ __
__ __ G
____
__ __ A     → GLUTAMINA
__ __
__ __ G
```

```
____
__ __ C
__ __
__ __ G     → GLICINA
__ __
__ __ G
```

```
____
__ __ A
____
__ __ A     → GLUTAMINA
__ __
__ __ G
```

__ __ C		__ __ G	
__ __ A	→ ACIDO ASPARTICO	__ __ U	→ VALINA
__ __ G		__ __ G	

____ U		__ __ A	
__ __ A	→ ACIDO ASPARTICO	____ U	→ VALINA
__ __ G		__ __ G	

__ __ G		____ C	
____ C	→ ALANINA	____ U	→ VALINA
__ __ G		__ __ G	

____ A		____ U	
__ __ C	→ ALANINA	____ U	→ VALINA
__ __ G		__ __ G	

__ __ C		__ __ G	
__ __ C	→ ALANINA	__ __ G	→ ARGININA
__ __ G		____ A	

____ U		__ __ A	
__ __ C	→ ALANINA	__ __ G	→ ARGININA
__ __ G		____ A	

__ __ C __ __ G → SERINA ____ A	__ __ G __ __ C → TREONINA ____ A
____ U __ __ G → SERINA ____ A	____ A __ __ C → TREONINA __ __ A
__ __ G ____ A → LISINA __ __ A	__ __ C ____ C → TREONINA __ __ A
____ A ____ A → LISINA __ __ A	____ U __ __ C → TREONINA ____ A
__ __ C ____ A → ASPARRAGINA __ __ A	__ __ G ____ U → METIONINA __ __ A
____ U __ __ A → ASPARRAGINA ____ A	__ __ A ____ U → ISOLEUCINA __ __ A

__ C		__ G
__ U → ISOLEUCINA		__ A → GLUTAMINA
__ A		__ C

__ U		__ A
__ U → ISOLEUCINA		__ A → GLUTAMINA
__ A		__ C

__ G		__ C
__ G → ARGININA		__ A → HISTIDINA
__ C		__ C

__ A		__ U
__ G → ARGININA		__ A → HISTIDINA
__ C		__ C

__ C		__ G
__ G → ARGININA		__ C → PROLINA
__ C		__ C

__ U		__ A
__ G → ARGININA		__ C → PROLINA
__ C		__ C

___ ___
_____ C
___ ___
_____ C   →PROLINA
___ ___
_____ C

_____ U
___ ___
_____ C   →PROLINA
___ ___
_____ C

___ ___
_____ G
_____ U   →LEUCINA
___ ___
_____ C

___ ___
_____ A
_____ U   →LEUCINA
___ ___
_____ C

___ ___
_____ C
_____ U   →LEUCINA
___ ___
_____ C

_____ U
_____ U   →LEUCINA
___ ___
_____ C

___ ___
_____ G
___ ___
_____ G   →TRIPTOFANO
_____ U

___ ___
_____ A
___ ___
_____ G   →STOP
_____ U

___ ___
_____ C
___ ___
_____ G   →CISTEINA
_____ U

_____ U
___ ___
_____ G   →CISTEINA
_____ U

___ ___
_____ G
___ ___
_____ A   →STOP
_____ U

___ ___
_____ A
___ ___
_____ A   →STOP
_____ U

_ _ C				
_ _ A	→TIROSINA			
___ U				
			_ _ G	
___ U			___ U	→LEUCINA
_ _ A	→TIROSINA		___ U	
___ U				
_ _ G			_ _ A	
_ _ C	→SERINA		___ U	→LEUCINA
___ U			___ U	
_ _ A			_ _ C	
_ _ C	→SERINA		___ U	→FENILALANINA
___ U			___ U	
_ _ C			___ U	
_ _ C	→SERINA		___ U	→FENILALANINA
___ U			___ U	
___ U				
_ _ C	→SERINA			
___ U				

Aminoácidos y sus derivaciones	
Aminoácidos esenciales	Aminoácidos que pueden ser sintetizados por el ser humano
Fenilalanina (Phe)	Acido aspártico (Asp)
Isoleucina (Ile)	Acido glutámico (Glu)
Leucina (Leu)	Alanina (Ala)
Lisina (Lys)	Asparagina (Asn)
Metionina (Met)	Cisteína (Cys)
Treonina (Thr)	Glicina (Gly)
Triptofano (Trp)	Glutamina (Gln)
Valina (Val)	Prolina (Pro)
Arginina (Arg)	Serina (Ser)
Histidina (His)	Tirosina (Tyr)

Aquí termino de exponer como se secuencian los aminoácidos, dentro de cada codón. Ahora vamos a analizan una proteína.

Codificación de la proteína

Por ejemplo, aquí tenemos una proteína en su estructura primaria.

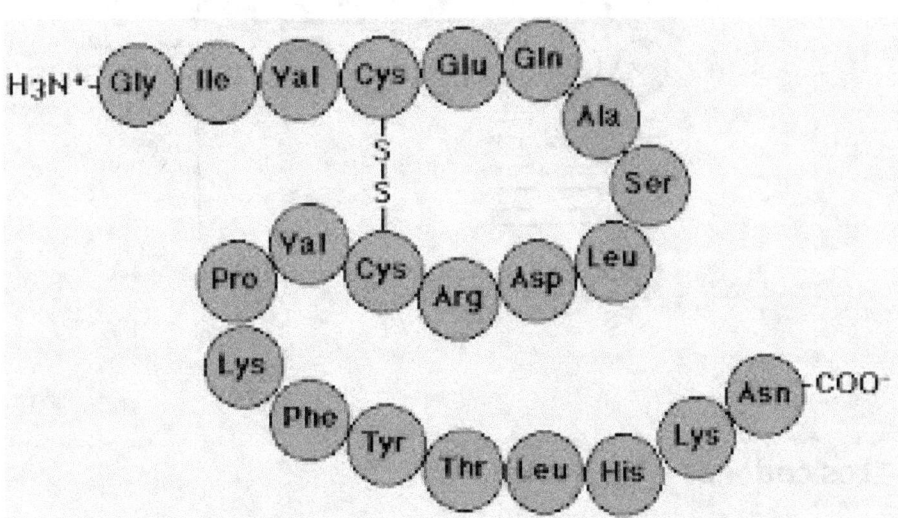

Como podemos ver, tiene insertada en ella todos sus aminoácidos de una forma determinada, a esto lo llamamos estructura primaría. En el caso de la proteína escogida, la secuencia de aminoácidos seleccionado, como se puede apreciar empieza por la Glicina.

La Glicina tiene cuatro posibles manifestaciones:

```
__ __                              __ __
__ __  G                           __ __  C
__ __                              __ __
__ __  G    → GLICINA              __ __  G    → GLICINA
__ __                              __ __
__ __  G                           __ __  G
_____        _____


____                               ____
__ __  A                           __ __  U
__ __                              __ __
__ __  G    → GLICINA              __ __  G    → GLICINA
__ __                              __ __
__ __  G                           __ __  G
_____        _____
```

Si queremos analizar la complejidad de la proteína deberemos saber interpretar cada secuencia de nucleótidos que en ella se expresan, por ello, necesitaremos saber cuales de las cuatro posibilidades se estan expresando en dicha proteína.

Lo primero lo que tendremos que hacer es analizar esta secuencia. En este otro ejemplo si que tenemos el codón manifestado:

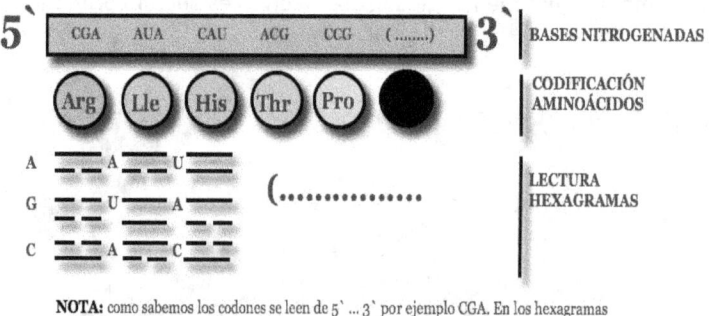

NOTA: como sabemos los codones se leen de 5'...3' por ejemplo CGA. En los hexagramas se leen de abajo arríba. Cielo Tierra y Hombre esta invertido.

Los codones y los hexagramas.

Como podemos ver, un codón esta formado por tres bases nitrogenadas (nucleótidos).

Para un mismo aminoácido podemos tener varios codones, como por ejemplo en el caso de la glicina como hemos visto anteriormente.

Como resumen podemos decir que el I´Ching al igual que el código genético, está formado por un sistema de información en el ADN, expresado por codones, en el I´Ching por un sistema de líneas formado hexagramas. El ADN está formado como hemos examinado por bases nitrogenadas que se dividen en Pirimidinas y Purinas, en el caso de la tradición en yin - yang. Una de las curiosidades de estas bases es que se van combinando y generando cada vez más complejidad matemática. En las bases nitrogenadas esas bases están compuestas por dos pares de nucleótidos, es decir, cuatro, mientras que en la medicina china el yin y el yang se dividen en cuatro manifestaciones: yin joven, yin viejo, yang joven yang viejo. Las bases nitrogenadas son complementarias, fenómeno que también aparece en los bigramas, trigramas etc.... Son complementarios. Las cuatro bases nitrogenadas se configuran en codones de tres en tres, es decir, en los famosos tripletes que codifican un aminoácido.

Los cuatro bigramas también se combinan formando hexagramas que coinciden con los 64 codones. Forman una codificación del mismo modo. Como vemos la coincidencia es abrumadora.

Vamos a analizar ahora un hexagrama y sus partes.

Cielo, hombre y tierra.

En la tradición, en la cosmología siempre se dividió la creación en tres secuencias, de lo celeste a lo manifestado.

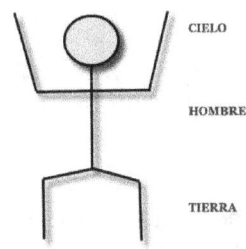

Una vez manifestado, la creación vendrá pues de abajo a arriba, por eso las bases nitrogenadas están invertidas.

En los codones van por ejemplo en la Arginina (Agr) CGA. Si vemos el hexagrama del grafico anterior y lo leemos de arriba hacia abajo sería AGC. Sería un error, por ello la lectura de los hexagramas es invertida, empezamos a leer siempre de abajo arriba.

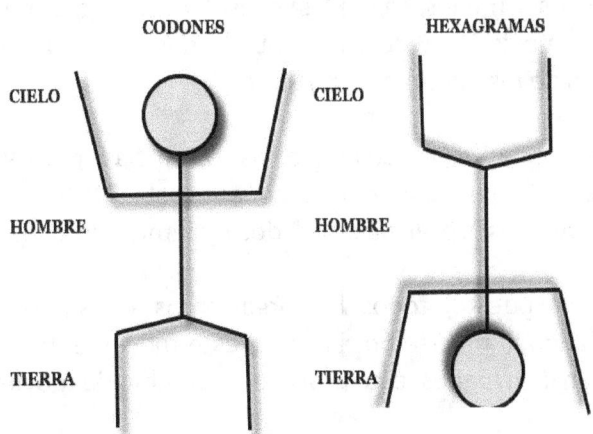

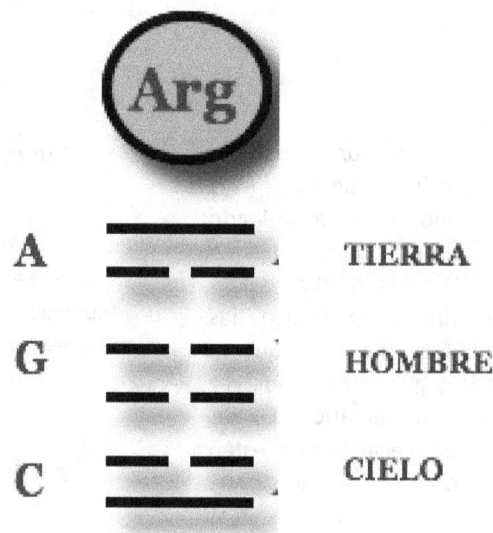

Con todo esto hemos expuesto el cómo la tradición puede explicar la relación entre la genética y la codificación en el I´Ching, será pues en capítulos posteriores cuando podamos plantear medidas prácticas basadas en todas estas deducciones.

Levógiro y dextrógiro y la vida según el yinyang

Es importante saber que las estructuras químicas siguen un orden determinado por el giro de sus átomos y la proyección de la luz. Sabemos que las sustancias levógiras desvían la luz polarizada hacia la izquierda. Los aminoácidos en este sentido son levógiros por eso se les suele añadir el prefijo L-.

Aminoácidos son los ladrillos de las proteínas, y en última instancia están configurados por el ADN. Sabemos que la vida va en oposición a las leyes de la termodinámicas. Los aminoácidos van en contra del movimiento derecho.

Como no podía ser menos, según las leyes del yinyang, debe de existir un opuesto, en este caso es el movimiento dextrógiro. Estos desvían la luz hacia la derecha, este es el procedimiento de los hidratos de carbono.

Como dato importante, en cuanto a las sustancias inertes, no desvían la luz hacia ningún sentido. Y aquí viene lo sorprendente, el ADN tiene el movimiento levógiro y dextrógiro. El ADN es la esencia de los dos movimientos de la vida.

Como hemos expuesto, todos los organismos vivos tienen aminoácidos que son levógiros. Cuando la muerte nos alcanza, este movimiento en los aminoácidos cambia y se convierten dextrógiros, este proceso de cambio de movimiento llega a un punto de equilibrio y es justo aquí cuando morimos, cumpliéndose las leyes de la termidinámica.

Dextrógiro y cáncer

Por otra parte, sabemos que casi la totalidad de las proteínas del organismo son levógiras, estando constituidas por aminoácidos levógiros, mientras que los aminoácidos que constituyen las de la célula cancerosa son dextrógiros, según se demuestra en la hidrólisis de las respectivas proteínas. De algún modo se invierte el movimiento de las proteínas, pues en este caso van en contra de la vida.

Según esto, serían posibles dos interpretaciones explicativas: una, aquella que confirmaría la alteración, antes dicha, del equipo enzimático de la célula, como característico del cáncer; otra, que pondría como determinante del cáncer, según afirma el Prof. Loustau, la mutación de microsomas, responsable del cambio de sentido del poder rotatorio de las proteínas que elaboran aquellos. Puesto que la armonía de la actividad celular quedaría francamente alterada desde el momento en que las enzimas que intervienen en la actividad protoplásmica. No actúan de la misma manera sobre una proteína levógira que sobre una eminentemente dextrogira.

La inversión del sentido del poder rotatorio de los aminoácidos de la célula cancerosa (en su mayoría dextrógiros) con respecto al de los que constituyen las proteínas de la célula normal (casi todos levógiros). Así, por ejemplo, Kogl y Erxteben han encontrado aminoácidos dextrógiros en células cancerosas, y, concretamente, en miomas, carcinomas, sarcomas. Han comprobado la existencia de mezclas de *ácido glutámico,* dextro y levógiro en un 50%, aproximadamente cada uno, mientras que, en tejido normal, si es que existe el dextrógiro, se encuentra en una proporción no mayor del 2%. Además, se ha encontrado arginina, leucina, valina, ácido oxiglutámico, ácido aspártico, etc., en dextrogiros.

Sería importante plantearse si la acupuntura puede intervenir en este campo de giro de los aminoácidos.

Capítulo 6. Bases de la genómica y su relación con la MTC y los sistemas

En este capítulo vamos a entrar de lleno en la esencia, en el JingQi-YuanQi de la Medicina China: el Genoma humano. Para muchos científicos el objetivo del proyecto genoma humano era determinar la secuencia completa de los nucleótidos del genoma humano. Algo así como poder leer el Jingqi, y de este modo poder entender como se codificaban las proteínas, y con esto entender la vida. El primer borrador de este megaproyecto se presentó en el año 2001 y fue de gran transcendencia histórica, siendo en el año 2004 cuando podemos decir definitivamente que sabemos como esta secuenciado el ADN en la publicación titulada: International Human Genome Sequencing Consortium.

Una de las cosas que se encontró en el genoma humano era el número minúsculo de genes, que es superado por animales mucho menos evolucionados. Nuestro genoma solo alcanza a 21 000 genes, que codifican proteínas, no es mucho más grande que por ejemplo el gusano C.Elegans o la mosca Drosophila.

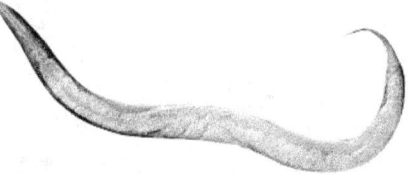

Es evidente que no es el número de genes lo que determina la complejidad del organismo, más bien el cómo se extrae la información de ellos.

En Medicina China tenemos un concepto que nos puede ser útil. El concepto de esencia. De nuestros ancestros heredamos la esencia.

<<la esencia es la raíz de la vida>>
Cuestiones sencillas. Cámara dorada.

<<el inicio de la vida humana comienza con la formación de esencia>>
El pivote milagroso.

<<el origen de la vida es la esencia>>
EL pivote milagroso.

<<la sustancia de ambos padres, la cual es generada antes del nacimiento, se combina para formar el cuerpo, y es conocida como esencia>>
El pivote milagroso.

Como podemos observar en los clásicos de la MTC, la esencia es la matriz de la vida.

Según el diccionario la palabra esencia significa:

- Conjunto de características permanentes e invariables que determinan a un ser o una cosa, sin las cuales no sería lo que es.

"la esencia y las acciones del alma humana; uno de los grandes temas filosóficos, sin duda, es el de la esencia del ser humano"

- Parte o característica fundamental o más importante de algo.

Como podemos observar la esencia es un fenómeno que determina a un ser o a una cosa, esto es importante, pues de nuestros padres heredamos la esencia (Genes) y la información contenida en ellos, yuanQi. Los genes dentro de los cromosomas son una "cosa", mientras que la información que de ellos se emite es una interacción, es pues necesario entender esta dualidad. Cosa <-> interacción.

En MTC podemos señalar pues que heredamos los Genes = JingQi y la información en ellos guardada = YuanQi.

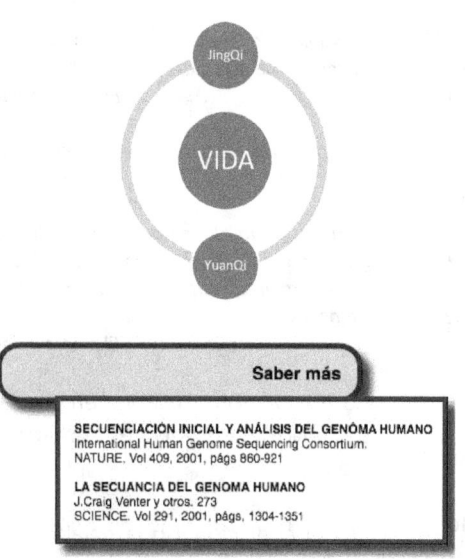

En MTC tenemos dos conceptos interesantes que de algún modo nos señalan como los genomas de otros vertebrados se relacionan con el nuestros. Me refiero al concepto de: HUN y PO. (No se entiende).

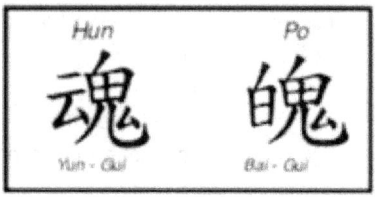

Los cinco aspectos evolutivos en MTC

Según la filosofía tradicional china, (Sandra Jiménez. 2011) los seres humanos tenemos cinco aspectos psíquico-espirituales, que en su conjunto formarían lo que en occidente llamamos **Alma** o Espíritu. Tenga el presente el lector que no debemos confundirnos con el alma cristiana y conceptos de este tipo:
- el alma etérica (**hún** – 魂),
- el alma corpórea (**pò** – 魄),
- la **mente-espíritu (shén** – 神**)**,
- el intelecto (**yì** – 意)
- y el poder del deseo o la voluntad (**zhì** – 志).

Ahora nos vamos a centrar en el hún 魂

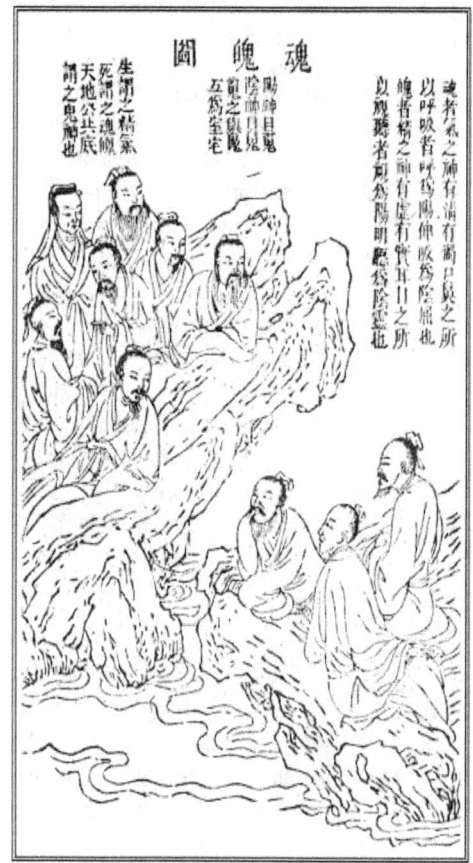

El Hun

El HUN se corresponde a grandes rasgos con nuestro concepto occidental de "alma" o "espíritu". Se traduce habitualmente como "alma etérica", "alma espiritual" o "alma celestial", pues según su naturaleza es el más volátil de los cinco Shen (espíritus) y **nos conecta con la energía universal**: de acuerdo con las creencias chinas antiguas, se cree que entra en el cuerpo justo después de nacer, y después de la muerte sobrevive al cuerpo, y vuelve al "cielo" (tiān – 天).

(NOTA: aquí, se refiere a un concepto muy antiguo de cielo, anterior al concepto cristiano de cielo/infierno, e incluso anterior al concepto budista de reencarnación; es un estado de energías sutiles y seres inmateriales, universal).

El Hun nos conecta con la totalidad de los seres de la tierra, y posiblemente del universo (panspermia). Podemos verlo representado en el siguiente dibujo.

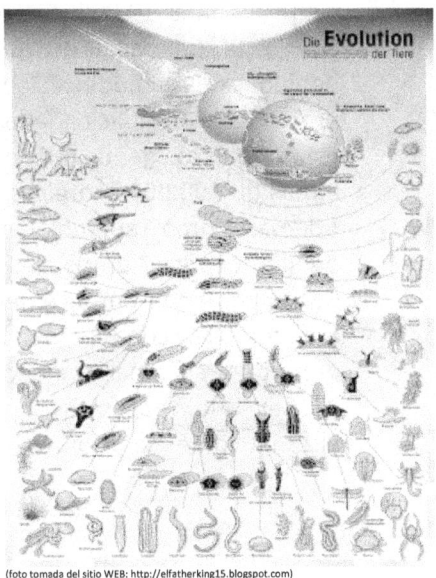

(foto tomada del sitio WEB: http://elfatherking15.blogspot.com)

Como vemos, el hombre está en la esquina superior, sin embargo, está unido a todas las demás creaciones que han evolucionado a lo largo de millones de años, formando un Hun universal que nos une a todos, conectado a través del genoma con más o menos fuerza. Por ejemplo, con los animales expuestos anteriormente: C.Elegans o la mosca Drosophila, nos conecta un porcentaje de nuestro genoma. Esto es el Hun.

El PO.

La condición de *Po* no es tan elevada como la de *Hun*, está más vinculada a la Tierra. Asociado al Movimiento Metal (el paso del *Yin al yang*), *Po* representa todas las fuerzas de concentración de la forma. *Po* asegura la cohesión y el mantenimiento del cuerpo, porque su tendencia natural es hundirse en las tierras. (Carmen Martorell. 2016)

Su ámbito abarca todo lo que está relacionado con la construcción de la vida; desde el desarrollo biológico, hasta la vida instintiva.

Se dice que el PO es inmortal, sin embargo, muere con nosotros, visto así parece un imposible, pero tiene sentido.

El Po es nuestro linaje en el árbol genealógico, es decir, desde nuestros ancestros más primitivos hasta nosotros mismos. Representa toda nuestra evolución, es por ello por lo que es inmortal, pues ahora mismo usted que está leyendo esto lleva millones de años vivo. No se sorprenda, es así, nosotros siempre hemos sido Jing inoculado en otro organismo, como parásitos que van saltando de organismo en organismo, sin discontinuidad. Este es el motivo por elque el Po es inmortal. Sin embargo, una vez nosotros ya hemos copulado y trasmitido nuestro Jing al otro ser, y así trasmitido nuestra esencia, nuestro organismo antes o después expirará, y aún así nuestra esencia seguirá viva en esta tierra. Así se lleva produciendo desde que aparecido la primera unidad viva en este nuestro planeta. Estas ideas en parte son muy similares la hipótesis del gen egoísta de R.Dawkins.

Podemos decir que la Genómica ha estudiado el Po humano pasando por el Hun de los demás vertebrados. El genoma humano que podemos entender desde el Jing, ha sido secuenciado con la técnica de didesoxinucleótidos expuesta por Fred Sanger en el 1977. Después de estos trabajos, se paso a métodos mucho más eficientes que lograron aumentar la velocidad de este proceso y reducir los costes. En pocas palabras, poder leer el Jing a principios del 2001 costaba unos 100 millones de dólares ahora solo cuesta unos miles de dólares, se ha reducido en más de 10.000 veces.

Esto es bueno pues nos ayudara a entender más rápidamente ciertas enfermedades que tienen una base genética fuerte. Gen → enfermedad.

Transcriptoma

Hoy se ha visto que es más importante poder leer el ARN que codifica las proteínas que analizar la expresión de cada gen. Para ello se usa el método de hibridación de micromatrices de ADN.

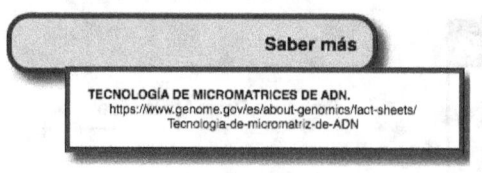

Saber más

TECNOLOGÍA DE MICROMATRICES DE ADN.
https://www.genome.gov/es/about-genomics/fact-sheets/Tecnologia-de-micromatriz-de-ADN

Proteómica

En este caso es el estudio de las proteínas, el cómo se expresan y el cómo se forman. Es por ello por lo que para comprender el funcionamiento celular es necesario conocer no solo el secuenciado del genoma, es decir, el JingQi, sino también saber como se expresa el YuanQi a través de la expresión proteica en sus cuatro configuraciones (capítulo 1). El análisis a gran escala de las proteínas, llamado proteómica, conocer sus acciones finales dentro de una red sistémica de interacciones altamente complejas y caóticas, es el objetivo de está nueva disciplina.

El genoma humano tiene unos 20.000 genes que codifican proteínas, y en una célula aproximadamente se pueden expresar unos 10.000. Sin embargo, y aquí esta la magia de la evolución, debido a las modificaciones de las proteínas y al splicing alternativo, se estima que los genes pueden dar lugar a más de 100.000 proteínas diferentes. Además, como sabemos, las proteínas pueden expresar en niveles diferentes. Como podemos entonces entender es arto complejo conocer toda la dinámica proteica y su función bioenergética, a no ser que tengamos algún sistema alternativo de medición.

La primera tecnología que se uso para poder estudiar las proteínas celulares fue la electroforesis en gel bidimensional. Luego se paso a espectrometría de masas.

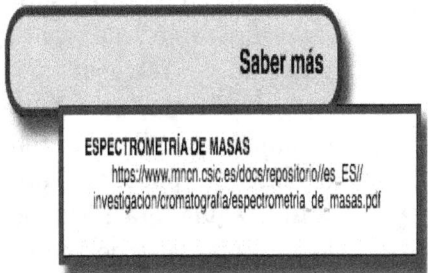

Localización de las proteínas en la célula

De algún modo, la comprensión de la función de las células requiere no sólo la identificación de las proteínas expresadas, sino saber a demás la posición de dichas proteínas en la célula. El análisis sistemático de las proteínas en estos órganos celulares es un objetivo importante de los enfoques proteómicos de la biología celular.

Tenemos que saber que en cada orgánulo se expresan o funcionan determinadas proteínas, esto si cabe le da a la célula mayor complejidad.

Interacciones entre las proteínas

Si a todo lo anterior ya se le suma complejidad, más aún si cabe lo será saber que las proteínas casi nunca actúan en solitario dentro de una célula, por lo general actúan generando redes. Este es uno de los objetivos de la proteómica.

El estudio de este fenómeno se realiza por lo general con el uso de anticuerpos que se desean unir a la proteína en estudio, con la técnica de inmunoprecipitación. A continuación, voy a presentar una red de interacciones proteicas para que se pueda observar a complejidad del fenómeno.

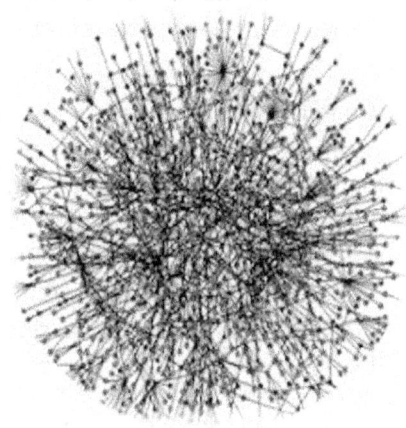

Biología de sistemas

Como podemos comprobar la complejidad de las interacciones en biología molecular es enorme, es por ello que se necesita un sistema informático potente para poder analizar la ingente cantidad de datos que se van presentando. Esto ha dado como resultado el inicio de una nueva disciplina la: **La bioinformática.**

Redes

Por lo general, la biología experimental ha estudiado las proteínas de acción individual. En el capítulo anterior hablábamos de la glucólisis etc...

Las vías de señalización actúan de forma semejante, por ejemplo, una hormona y su diana. La epinefrina señaliza la descomposición del glucógeno en glucosa en las células musculares, esta respuesta a la epinefrina esta mediada por seis proteínas diferentes.

Sin embargo, las actividades dentro de la célula son bastante más complejas. Las vías entre ellas se comunican formando de este modo redes. Esto es en la actualidad un reto para la biología molecular, que intenta entender estas redes.

Una de las ideas centrales de la PNIE es que las moléculas sean estos neurotransmisores, citoquinas u hormonas... Son **moléculas de información** (Moltó.2019). Entra aquí un concepto importante, la información, y con ella la cibernética. De algún modo la vida es información.

A continuación, voy a presentar las bases teóricas en las cuales se sustenta esta ciencia. (Dubourdieu. M.L Nasi. 2017), y como la acupuntura científica encuentra sus puntos de unión.

La Cibernética, redes y ejes.

La cibernética nacía con Wiener 1948 y Rosenblueth, estos científicos trabajaban en campos muy diferentes, encontraron una red conceptual común útil para la comprensión de los problemas de los diferentes campos con los que trabajaban. Sus trabajos inspiraron muchos otros ramos del saber, y a nosotros nos dan explicaciones más precisas a lo que hacemos, es por ello por lo que deberemos profundizar en estos mecanismos. **En cierto sentido la cibernética es la explicación a la teoría del wuxing, cinco elementos,** y a nivel molecular nos puede explicar varios fenómenos observados.

Wiener estaba construyendo máquinas que tuvieran un propósito y objetivo, y que operaran de tal modo que pudieran corregir su propio funcionamiento, para poder mantener y cumplir ese objetivo. Estas **máquinas** deberían de poseer sin duda capacidad **"autorreguladora"**. No quiero que el lector piense que comparo al ser humano con una maquina, sin embargo, sí que hay mucho de funcionamiento cibernético en toda su naturaleza, por lo que estas leyes aplicables a estas máquinas son propias de las *leyes de la naturaleza*. Wiener estaba descubriendo sin saberlo las leyes del Wuxing y aplicandolas a las supuestas máquinas teóricas.

Wiener encontró que en toda máquina hay tres puntos importantes, que deben de conocerse: **la "entrada" y la "salida"**, o polo receptor y polo efector, debía de haber un **sensor que informase** a la máquina del estado de los efectores o salida, y un elemento que comparara dicho estado con un estado ideal o meta (meta-propósito).

<<*La posibilidad de operar esa comparación entre la información provista por el sensor y la meta prevista implicaba un enlace circular de los elementos de la máquina y su retroalimentación con datos provenientes de su polo efector*>> Marcelo Pakman. (2006).

Los trabajos de Wiener fueron y son fabulosos en el mundo de la ingeniería, sin embargo, son aún más significativos en el mundo de la biología, pues en realidad nos explican cómo pueden funcionar los sistemas vivos. De algún modo estaban describiendo los mecanismos de feedback.

En la medicina china se ordenan los órganos y los puntos de acupuntura siguiendo una lógica cibernética, seguro que usted conoce la grafica de los cinco elementos.

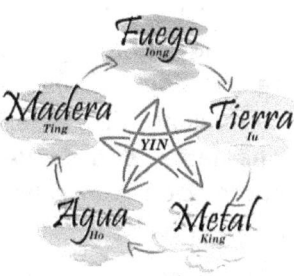

La tradición llama a cada elemento o fase con una propiedad de la naturaleza. Piense que esta teoría es anterior a las teorías griegas, pero vemos como de algún modo influenciaron al pensamiento griego. En cada elemento o fase se clasifica cualquier cosa y fenómeno de la naturaleza.

A continuación, vamos a tomar solo un segmento de este dibujo. En él podemos observar las descripciones de Wiener.

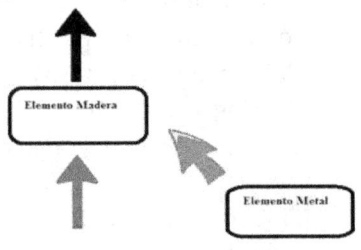

Si capturamos un elemento al azar por ejemplo en este caso la madera, veremos cómo tiene una entrada, (receptor), una salida (efector), y un sensor, en este caso el metal, ya que este está informado de los efectos por mecanismos propios de esta red.

Los cibernetistas generaron un sinfín de teorías cuando agregaron la circundalidad a sus teorías. Lo propio de la teoría del Wuxing.

A la física tradicional se le sumaba ahora más que nunca una nueva forma de entender la naturaleza, **la circundalidad y las relaciones cruzadas.** Aristóteles afirmaba que la causa eficiente actuaba desde el pasado. Cuando Metal esta causalmente enlazado con agua, agua con madera, madera con fuego, fuego con tierra y tierra con metal y este nuevamente con agua, se manifiestan dos causalidades. A) por una parte podemos coger tramos de esta circundalidad y verlos linealmente: Madera- fuego-tierra, viendo el pasado y el futuro linealmente generándose las unas tras las otras. Pero al mismo tiempo, en su operar en conjunto, al cerrarse sobre sí mismas, generan un nivel de autonomía con respecto al entorno expresado en el hecho de que el sistema total muestra un propósito en el futuro, que actúan **como endocausalidad** en un nivel diferente al de las causas anteriores.

El wuxing sin lugar a duda es un sistema aún más complejo que las máquinas utilizadas en inteligencia artificial, pues no sólo es circular, sino que lleva otra red que actúa como "sensor" el ciclo KO. (En el dibujo anterior la estrella interna).

Cuando esta red es estimulada desde el exterior, por un marcador somático (punto de acupuntura) en un punto determinado, o es perturbada por un factor patógeno como puede ser el viento-frío, lo que pasa no dependerá solamente de su acción entre por ejemplo madera-fuego, o tierra-metal etc.... si no que también dependerá de lo que todo sistema tiene como propósito: **Teoría general de sistemas. Teoría del caos. Paradigma de la complejidad** etc...., Lo cual actúa como una causalidad desde adentro, todo estará influyendo el sistema. Es importante todo lo que esto implica, pues al enlazar circularmente los componentes del sistema y generar esa dimensión teleológica (de causalidad final de propósito).

Es increíble, pero **cuando se conocen las leyes del wuxing se conoce la historia del sistema, es decir: la red.**

En el wuxing hay dos redes, la circular **llamada ciclo sheng de generación** y el **ciclo Ko de control**. Sobre el sheng hemos estado hablando en estas líneas: madera-fuego-tierra-metal- agua y otra vez madera cerrando así el circulo sheng de generación. Sin embargo, existe otro el Ko de control, que va de madera-tierra-agua-fuego-metal-madera y vuelta a empezar.

La noción de control suma complejidad a la noción de regulación. Fijar rumbos a un sistema no es imponer un camino directo y predecible, sino generar ciertas restricciones que, por cambios variables e impredecibles, reestructuran constantemente el wuxing. **Regular es generar niveles de meta-estabilidad más allá de, y producto de, es un cambio constante en otros niveles de funcionamiento del sistema.**

La Acupuntura científica gracias a la teoría del WUXING aporta un medio biológico de regulación de los sistemas PNIE.
Este es sin duda uno de los mayores aportes de mi trabajo a este modelo de integración.

Se que al lector esto le puede resultar complejo, no es menos complejo entender las redes de comunicación de estas moléculas en la realidad. Me explico, si usted estudia la prolactina y su relación con la hormona del crecimiento y ésta con su relación con la FSH y con la LH, y sus proteínas de activación, pronto advierte que es un sistema muy complejo. **Necesitaremos un sistema sencillo que nos agilice la forma de actuar sobre tan compleja red, este sistema es sin duda la teoría del wuxing.** Lo que le estoy diciendo justo aquí es que gracias a la metáfora del wuxing conseguimos tener una herramienta de regulación del sistema cibernético, es decir: de los sistemas de información, a saber: Psico-neuro-inmu- endocrino.

Desde luego, una de las cosas que más me fascina de la teoría tradicional china es lo bien alineada que está con la naturaleza. Los biólogos desde siempre han intentado encontrar modelos o leyes biológicas que describan los fenómenos que estudian. Hoy en día la biología sistémica (James R.Valcourt. 2018) está sin duda, desvelando ese lenguaje común que se encuentra impreso en la naturaleza. Podemos entender que este lenguaje puede parecer muy diferente de una estructura a otra, pero si nos paramos y observamos, veremos patrones que se repiten. La medicina china con su teoría del yinyang (alostasis) y su teoría del Wuxing (cibernética) ha aportado a la ciencia ese lenguaje misterioso.

El laboratorio del Dr. Uri Alón en Israel buscaba patrones en sistemas naturales. Tomaron como ejemplo redes de neuronas, de proteínas y de genes, y a través de las matemáticas se buscaron patrones, por ejemplo, en el caso de un gen.

Un Gen X activa un gen Y.

X → Y

Esto es de modo similar para una red de neuronas.

A continuaciónón, los investigadores buscaron patrones en estas redes, con grupos de tres componentes por vez, y se dieron cuenta que podían interactuar de trece formas distintas. Por ejemplo:

X   X   X
↓   ↓ ↓   ↓↑
Y → Z Y → Z Y <-> Z .... Así hasta 13.

Alon se pregunto si algunos de estos trece patrones aparecían de forma más común en la naturaleza, y vieron que si, y lo denominaron <<**Motivos de Red**>>. Siendo uno de los más comunes el <<bucle predeterminado>>, que es asombrosamente el descrito por la medicina china.

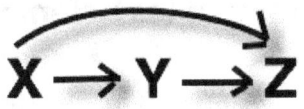

Se observo que este bucle se repetía muy comúnmente en genes y bacterias, en redes de neuronas de gusano etc...

Este bucle de algún modo es importante en los sistemas que procesan información, y ¿qué es el Wuxing? Evidentemente un sistema que trasmite información. En palabras de Alon: *Son las soluciones más sencillas y eficientes a los problemas habituales de las células.*

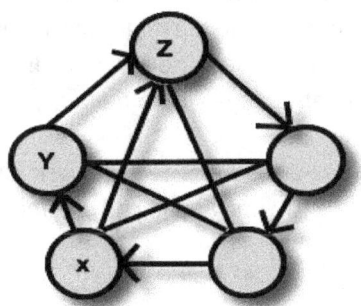

Este sistema autocontrolado ayuda a hacer frente al ruido. Podemos ver como la medicina china ha hecho un sistema similar:

La Medicina China ha desarrollado la teoría de los cinco movimientos o

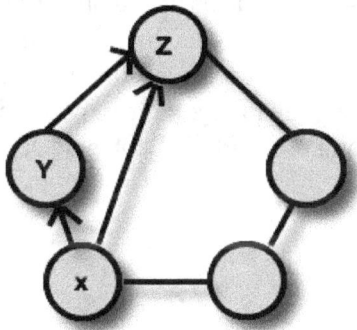

fenómenos. Ordenándolos en una red, llamada WuXing. Esta red esta configuradas por dos bucles: El Sheng y el Ke, que manifiestan las leyes de la naturaleza, en cuanto al comportamiento del todo. Incluido macro-universo como micro-universo, siendo las proteínas, bacterias etc... Pertenecientes a estos reinos.

El ruido son las fluctuaciones aleatorias que pueden empujar a que la red cometa errores. En esta red podemos ver como la X modula a Y y a Z, sin embargo, por la vía X-Y-Z existen un retardo. En el caso de las proteínas por ejemplo entre una proteína que necesite un segundo o que necesite 10 segundos puede de algún modo cambiar toda la actividad del sistema. Parece ser que en está red las pausas son tan importantes como en el Jazz. Se piensa que en algunos sistemas ese retardo puede ser lo que diferencie al sistema de la vida o de la muerte.

La red de Alon de tres variables es así de vital, imagine la red de cinco.

¿Sorprendente, verdad?, pues eso no es nada comparado con la complejidad alcanzada por la red de la Medicina China,que sostiene sin duda la red:

- Neuro
- Inmuno
- Endocrina

A continuación, voy a presentar una red simple y reducida, falta el binomio Maestro corazón y una vertiente yin o yang de los elementos, podríamos decir que esta red es el doble de compleja.

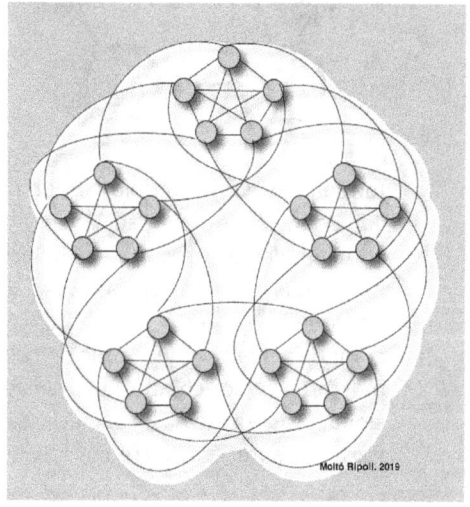

DIBUJO 1

Este dibujo (1) representa la red, lo más importante ahora es saber como poder manejarla, para ello la medicina china introdujo los marcadores somáticos que de alguno modo nos ayudaran modularla, los marcadores somáticos son los famosos puntos de acupuntura. Dibujo (2).

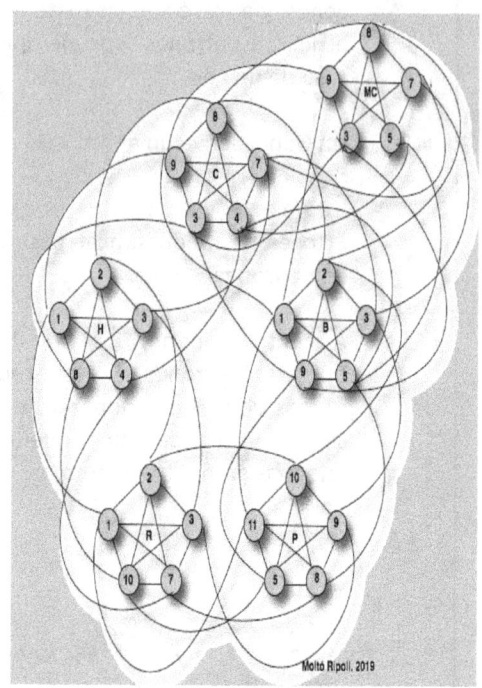

Estos marcadores somáticos son los inputs que tenemos los acupuntores para modular el sistema PNIE y de algún modo como iremos exponiendo interactuar con las moléculas celulares.

Saber más: ¿Cómo podemos modular los sistemas PINE?

Ahora deberemos saber como llevar a cabo la Modulación neuro-inmune-endocrina (MNIE).

Para ello vamos a explicar las dos vías moduladoras: la que fortalece la respuesta y la que la inhibe, muy vinculadas a las neurodistonias. Para modular las neurodistonias endócrinas deberemos usar dos familias más de marcadores somáticos, que presentaré más adelante.

Modulación Neurodistónica.

Tenemos que saber que cada elemento está constituído por dos ciclos.

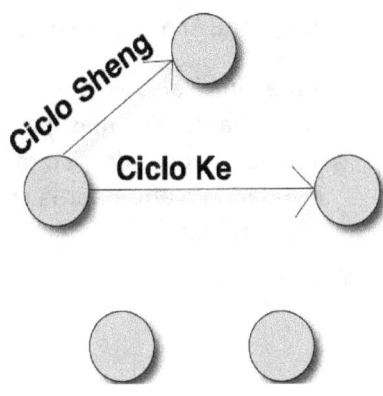

El Ciclo Sheng (Generación).

En este ciclo, las funciones biológicas fluyen en el sentido de las agujas del reloj, pasando de un sistema a otro, alimentando cada uno a su posterior. Es un ciclo que nos ayuda a modular de forma positiva el patrón implicado. Y al ser circular se auto-modula a el mismo.

Tengamos en cuenta la relación de cada uno con sus respectivos órganos, por tanto:

-El Corazón (Fuego) nutre a la Tierra (Bazo); → el Bazo (Tierra) a los Pulmones (Metal); →los Pulmones (Metal) a los Riñones (Agua); →los Riñones (Agua) al Hígado (Madera); → y el Hígado (Madera) al Corazón (Fuego).

¿Qué tenemos que saber para elegir los marcadores somáticos que queremos usar? Repasemos las teorías de la modulación bajo la mirada sistémica de la red wuxing

La mayoría de los patrones tiene esta nomenclatura:

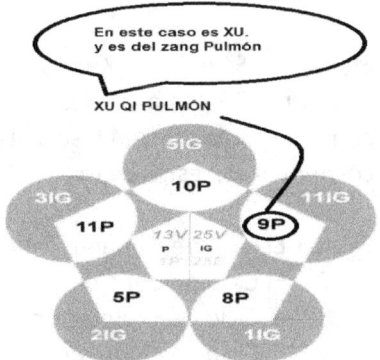

(XU o Shi) de (Yin o Yang) de un (Zang o Fu).

Pongamos por ejemplo el siguiente:

Xu Qi Pulmón.

Para las elecciones de los marcadores tendremos que seguir el siguiente protocolo: para elegir el primer punto necesitamos saber dos informaciones básicas:

a) si el patrón es por insuficiencia (xu) o por exceso (shi). En este caso es por XU (xu qi pulmón). Con lo cual sabemos que tenemos que utilizar el punto de Tonificación según el ciclo sheng.

y b) a que zang o fu se refiere: en este caso es el órgano pulmón.

Por lo tanto, el punto elegido es pues el 9P, siendo este el punto de Tonificación de este.

El ciclo Sheng nos habla de la estimulación o inhibición de la red, en este caso de las funciones simpáticas y parasimpáticas. En el ejemplo que hemos puesto, lo que tenemos es una deficiencia distónica del pulmón y se modulara con el marcador somático que estimula su función, en este caso 9P por ser el punto (Madre), si fuera Shi calor Pulmón, el punto sería el 5P que modularía a la inversa frenando la actividad.

El ciclo Sheng y Ke; Se pueden encontrar 36 posibilidades distintas de combinar Las cinco fases. Las más corrientes son estas cuatro.

1. El Ciclo de Generación
2. El Ciclo de Control
3. El Ciclo de Explotación
4. El Ciclo de Oposición

Nosotros a este nivel solo modularemos con el punto 1. Ciclo de generación (Sheng). En otros tratados hablo de modulaciones más complejas, pero para este con el dominio de esta modulación más que suficiente en el control de la inflamación.

Sin embargo, como hemos señalado, no será suficiente con estos puntos, llamados en la literatura oriental punto comando o shu antiguos. Vamos a modular también el yin o el yang de cada patrón.

Como podemos observar, la MTC nos lleva más lejos en la biología de sistemas, pues nos explica de forma magistral el modo de modularlos.

Para finalizar voy a exponer las redes de señalización más comunes usadas por la biología de sistemas, que están ayudando a entender la complejidad de los sistemas.

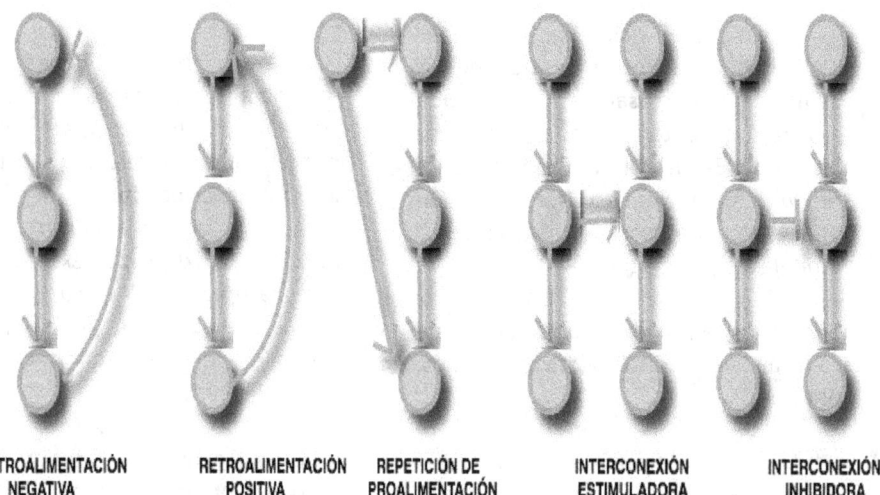

RETROALIMENTACIÓN NEGATIVA RETROALIMENTACIÓN POSITIVA REPETICIÓN DE PROALIMENTACIÓN INTERCONEXIÓN ESTIMULADORA INTERCONEXIÓN INHIBIDORA

Capítulo 7. Genes y genomas

Sabemos que el ADN (en MTC el JingQi) proporciona el patrón-información (YuanQI) para todas las actividades celulares, es por ello importante conocerlo en profundidad.

En Medicina China siempre se mantuvo que la esencia era intocable, pues venia heredada de nuestros ancestros y no se podía acceder a ella. Sin embargo, hoy en día este postulado ya no está tan claro en la medicina china, pues la ingeniera genética esta cambiando este panorama.

El Jing de los eucariotas es más grande y complejo que los de los procariotas, esto no es sorprendente pues uno piensa que dada la complejidad de los eucariotas estos deben de ser más grades. Ahora bien, recuerde que esto no es siempre así, por ejemplo, el Jing de los lirios contiene diez veces más genes que el del ser humano. Es en este punto es donde intervines el YuangQi. Una cosa es el libro y otra cosa es la información que contiene ese libro, podemos tener libros más pequeños, pero con información mucho más extensa y compleja, esto es lo que determina el YuanQi.

Gracias a un descubrimiento en biología molecular se supo el porqué de estas discrepancias que van en contra del sentido común, y eso es por que las células eucariotas posen ADN no codificable de proteínas.

Gen

Un gen es un segmento de ADN que se expresa. Es decir, un segmento de Jing que expresa YuanQI. Por lo tanto, hay parte de ADN que se expresa o codifica que se llama "exones" y partes que no "intrones". (Phillip Sharp y Richard Roberts en el 1977, fueron los descubridores de los intrones)

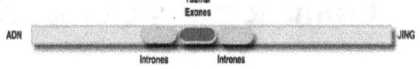

Los exones se transcriben para producir una molécula larga de ARN, en la cual los intrones se han retirado mediante splicing, por lo cual solo los exones están en el ARN.

<<El ARN es la primera expresión del YuanQi>> aunque no es puramente la información.

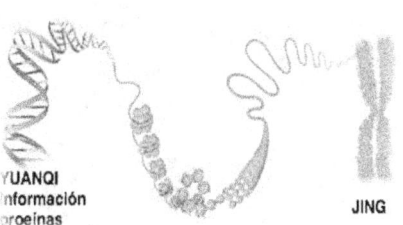

Función de los intrones

Hoy sabemos que los intrones pueden intervenir en la codificación de ciertas proteínas o ARN no codificable, se les llama genes anidados. En los seres humanos estos genes anidados son poco comunes, pero existen al menos en 1%.

Ahora bien, lo intrones son reguladores, de algún modo regulan la transcripción.

El Jing no codificable

Los genes que codifican proteínas son alrededor del 36% del genoma humano, el resto es no codificable, tienen, como no podía ser menos en biología, funciones, no obstante, no se comprenden aún completamente. Lo único que se sabe que son reguladores.

Cromosomas y cromatina

La cromatina esta formada por el ADN y las proteínas que están en la doble hélice. Por lo general las proteínas son el doble que el ADN. Las histonas son las proteínas principales, y son muy importantes para la expresión de los genes y en el campo de la epigenética como se expondrá en su momento. Existen cinco tipos de histonas (H1, H2A, H2B, H3, H4).

Las histonas de algún modo empaquetan al ADN en nucleosomas.

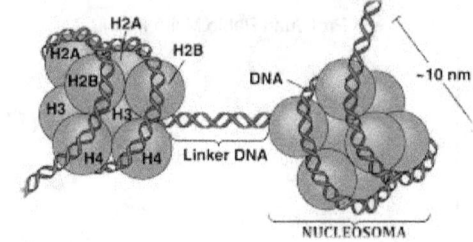

Al final del capítulo expondré como se puede extraer la cromatina de un vegetal de forma casera.

El grado de compactación de la cromatina variara según el ciclo celular, y es muy importante en la regulación génica. En la interfase (fase de no división) la cromatina se encuentra sin condensar por todo el núcleo. Es el periodo donde los genes se transcriben y el ADN se replica para la división.

Cuando la célula entra en mitosis los cromosomas se condensan.

Centrómeros

Es una región especializada del cromosoma, que en su momento asegura la correcta división del cromosoma en la fase de división.

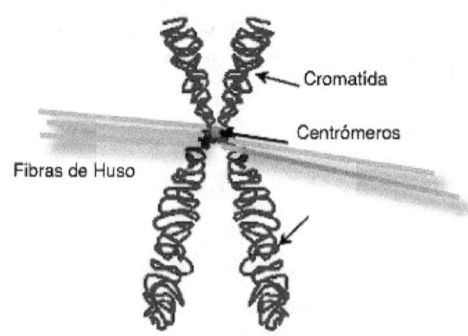

Me gustaría señalar aquí una la existencia de unaestructura llamada las fibras de Huso. Hay una teoría sobre la cual en su momento hablaremos, que nos pueden explicar una función más allá de la conocida por la ciencia ortodoxa, y es la teoría de Kin Bong Han y los microtúbulos. Según estos teóricos, los microtúbulos pueden explicar parte de la acción sistémica de la acupuntura, pues actuarían como sistemas de comunicación aún no explorados.

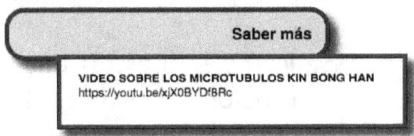

Telómeros

Es la secuencia situada al final del cromosoma, son muy importantes en la replicación del cromosoma. Debemos saber que el ADN telomérico es diferente al normal. Para empezar no tiene ningún gen. Esta en los extremos de los cromosomas que contienen los genes, y segundo, no actúa como un código o mapa, es más como un amortiguador físico, protege al cromosoma de la división celular.

Los antiguos griegos hablaban del mito de las Moiras que decía: *tres ancianos que merodeaban alrededor de los bebés en los días después del nacimiento. La primera Moira tomaba un hilo, la segunda Moira tomaba una medida de ese hilo y la tercera lo cortaba. Tu vida sería tan larga como el hilo. Cuando las Moiras cumplían su trabajo tu destino estaba sellado.*

En la teoría china se dice que venimos al mundo con una cantidad de Jing y que cuando esta espira fallecemos.

Sabemos que cada vez que se divide una célula se pierden dos bases de telómeros (Jack Szostak y E. Blackburd) hay que saber que esta tendencia no es lineal. Según los trabajos de estos autores el Jing tiene esta característica que concuerda con la teoría china.

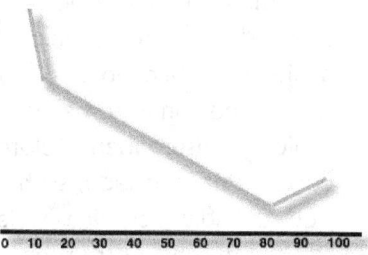

En esta figura: podemos observar el acortamiento telomérico con la edad. En promedio, la longitud del telómero decrece con la edad. Con mayor velocidad en la infancia y después tiene un índice de declive por promedio más lento. Hoy se piensa que en las personas que sobreviven a los 75 años se observan los telómeros más largos. Los teóricos sospechan que esto se debe a que vinieron al mundo con cadenas más largas. (Esto sería afín a la teoría tradicional que nos señala que lo heredamos de nuestros padres, esto es la longevidad heredada por el jing anterior.

Hoy en día en acupuntura científica sabemos que en genética existen los telómeros. Por lo común, cuando pensamos en el ADN que compone nuestros cromosomas, solemos centrarnos en los genes. Existen unos muy importantes, en concreto en el extremo de cada uno de los cromosomas del organismo humano se encuentran largas cadenas de ADN repetitivo, los telómeros, que actúan a modo de capuchón protector. Al envejecer, estas regiones de ADN no codificante se van acortando. Los telómeros van acortándose de manera natural con el paso del tiempo. De hecho, cada vez que una célula se divide, una porción de estos telómeros no se replica.

Conocemos que estos telómeros pueden acortarse de forma prematura por los factores patógenos (Rodríguez. Tori. 2013): depresiones, traumatismos físicos o psíquicos e incluso la obesidad. Un trabajo reciente de la Universidad Harvard ha incluido en esa lista a la ansiedad, publicado en *plos one*, señala que las personas con elevada ansiedad fóbica presentaban telómeros más cortos. Por otro lado, se ha observado que el dolor crónico y la ansiedad fóbica se encuentran en correlación con el acortamiento de los telómeros, lo cual sugiere que quienes padecen dichos trastornos **envejecen de forma prematura**. La ciencia ha encontrado reducciones o alteraciones en los telómeros en estas patologías: cáncer, cardiopatías coronarias, hipertensión, fibromialgia, diabetes y artritis.

Podríamos decir que el acortamiento de los telómeros nos puede sugerir el desgaste alostático del sujeto, algo así como una medida objetiva del Jing. Los telómeros, pues, revelan la exposición al estrés acumulada por un individuo y su capacidad para superar ese estado.

Hay una leyenda antigua china que dice que un guerrero de cabello oscuro tenia que atravesar un campo muy peligroso. El guerrero estaba aterrado y muy estresado por la idea de ser capturado y asesinado. A la mañana siguiente el guerrero amaneció con el pelo blanco, había envejecido de forma prematura por la noche. Como podemos ver hace 2500 años la cultura china ya sabia que el estrés nos hacía envejecer.

En opinión de Afton Hassett, este sugiere que proporcionan una medida de la edad *biológica, más que de la cronológica*: «El acortamiento acelerado de los telómeros puede indicar vulnerabilidad a las enfermedades, al envejecimiento prematuro, e incluso la muerte».

Se ignora si el estrés que supone vivir con dolor crónico es la causa del acortamiento de los telómeros, o si la reducción de estos últimos, provocada por otros motivos, ha aumentado la sensibilidad de las participantes al dolor. «Tenemos la impresión de que, probablemente, se dan ambas posibilidades», explica Hassett. «En uno u otro caso, nuestros hallazgos llevan a conjeturar que el dolor crónico es un trastorno más grave de lo que a menudo se supone, y que sus consecuencias se extienden hasta la salud y la longevidad».

Uno de los objetivos de la MTC es alargar la vida de las personas, y eso a ojos de la ciencia podría ser posible si pudiéramos alargar los telómeros.

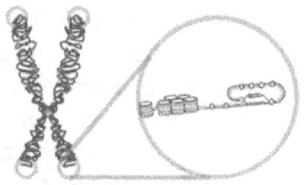

Según Elizabeth Blackburn (2012), premio Nobel de medicina en el año 2009 por el descubrimiento de los telómeros y la telomerasa y su papel en el envejecimiento, asegura que tras sus trabajos en su laboratorio han podido constatar que los extremos de nuestros cromosomas se pueden alargar y como resultado el envejecimiento es dinámico y se puede ralentizar.

Esto me recuerda a las conversaciones del emperador amarillo con su médico Chi-Po y como este le hablaba de la inmortalidad.

El emperador amarillo preguntó al profesor celestial: he oído que la gente de los tiempos antiguos vivía durante ciento veinte años sin que aparecieran síntomas de debilidad en sus movimientos, en edades inferiores a los sesenta años. ¿Se debe eso a un cambio en los entornos naturales, o es culpa del hombre?

Chi-Po contestó: los antiguos, que conocía la manera adecuada de vivir, siguieron el modelo del yin y del yang, que es el modelo permanente del cielo y la tierra, permanecieron en armonía con los símbolos numéricos que son los grandes principios de la vida, comieron y bebieron con moderación, vivieron su vida diaria siguiendo un modelo ordenado sin excesos ni abusos. Por ese motivo, sus mentes y sus cuerpos permanecieron en perfecta armonía entre ellos y, consecuentemente, pudieron vivir la duración natural de su vida y morir a la edad de más de ciento veinte años.

Por otra parte, hoy en día la gente es bastante diferente, por que se intoxica de manera exorbitante, sustituye una vida normal por una vida de abuso, tiene relaciones sexuales estando intoxicadas, agotan su energía pura a través de la insatisfacción de sus deseos, desperdician su energía auténtica por medio de una destrucción prolongada descuidada, no consiguen retener su energía en abundancia y conservar permanentemente sus espíritus, se precipitan hacia la satisfacción de su corazón de forma contraria a la verdadera felicidad de la vida y viven su vida diaria siguiendo un modelo irregular. Esa es la razón por la que solamente pueden vivir la mitad de la duración de su vida.

La enseñanza del antiguo sabio daba a entender que uno debía evitar constantemente las energías perversas deficientes y el viento debilitante, que uno debía vivir una vida tranquila, con pocos deseos, a fin de poder conservar la energía auténtica de sus espíritus internos que son las armas efectivas para salir al paso del ataque de la enfermedad.

Consecuentemente, uno debería ser capaz de mantener una actitud tolerante, con pocos deseos, para mantener una mente pacífica sin temor, para trabajar duro sin fatiga, mantener una circulación tranquila de la energía, satisfacer sus deseos de forma natural, yo tener la satisfacción de todas las necesidades.

Por lo tanto, la gente debería contentarse con cualquiera de los deliciosos alimentos a su alcance, con todas las costumbres de su sociedad, cualquiera que sea la clase a la que pertenezca. Eso lo que llamamos gente verdaderamente satisfecha.

Por consiguiente, sus ojos no se verán atraídos por sus deseos injustificados, su mente no se verá enloquecida por objeto nocivos, y no estar preocupada por las ganancias o pérdidas materiales, ya se trate de un loco, una persona inteligente, o capaz o tonta. Esa es la vía de una buena vida. La razón de que dichas personas puedan vivir más de 120 años, sin signos de debilidad, se debe al hecho de que nunca se han visto expuestos a peligros, y que, por lo tanto, se las han arreglado para conservar una virtud perfecta.

Es curioso, que en un libro que data del año 500 A.c ya se señalara que: "*los antiguos decían*". Llama la atención como a lo largo de la historia siempre se repiten los mismos patrones y las mismas inquietudes humanas. Parece ser que en tiempos inmemoriales el ser humano tenía mejor salud que en tiempos antiguos y presentes. Esto es posible seguramente a que estos seres antiguos vivían en armonía con las leyes de la propia naturaleza.

Tanto ya en tiempos del emperador amarillo como en nuestros tiempos nos desviamos de este equilibrio, y de aquí surge seguramente la inquietud del emperador y su pregunta. Esto me hace recordar la metáfora de Adán y Eva donde disfrutaban de un equilibrio perfecto, una simbiosis con la naturaleza, siendo el momento del pasaje de la serpiente cuando parece ser que se trasgreden estas leyes celestiales (el árbol del conocimiento).

Muy posiblemente estos hechos metafóricos en realidad lo que nos están diciendo es que este ser humano ancestral estaba en contacto pleno con su ser, y eso le hacía tener una calidad de vida superior al actual. Fenómeno que le hacia vivir lo que su Jing ancestral le permitía y no tener incapacidad de movimiento hasta edades avanzadas.

Como anécdota, en estos momentos me encuentro escribiendo esta parte del libro en Chile y me comentaban que hace poco murió la anciana más vieja de la tribu de los Onas, con 130 años. Por cierto, la ultima representante de los Onas. He intentado corroborar esta información en internet y no la puedo verificar, pero esta tribu del sur de Chile tiene historias de gran longevidad. Seguro que los indígenas están más próximos a estos hombres antiguos.

Aquí me gustaría resaltar lo importante que es para la visión china el concepto del Jing y YuanQi. Venimos al mundo con una capacidad vital *determinada y finita*. Esto quiere decir que nuestro tiempo en la tierra es limitado, ahora bien, esa capacidad finita se puede agotar antes de tiempo. Nuestro ritmo de vida actual, la alimentación el estrés, etc… Por lo que parece, esto que es tan actual ahora: el estrés, la contaminación etc…. También preocupaba en tiempos del emperador. Lo que el médico Chi-Po está contestando al emperador, es que los antiguos conseguían agotar esta capacidad limitada hasta el máximo. Así podían llegar a vivir tantos años, es decir, la exprimían hasta su máxima capacidad.

La senescencia

Es el límite natural que tienen las células para dividirse, es decir, nuestra carga de longevidad. Fue el biólogo Leonard Hayflick (1961) quien introdujo esta idea, -*limite natural que tienen las células para dividirse*. A este límite se le denomino limite de Hayflick, aunque hoy sabemos que no todas las células tienen el mismo límite, y que incluso hay algunas como las células madre que son indefinidas, podrán dividirse de forma continua si están sanas y esto se debe a la telomerasa. Cuando más células senescentes tengamos más viejos estaremos.

Por ejemplo, un terreno inflamatorio crónico hará que nuestro sistema este más senescente. Por ello, dedico todo un libro a controlar la inflamación crónica. "Acupuntura, inflamación y conducta". En este libro hablo de la inflamación y como esta afecta la psique del individuo, pero hoy sabemos que no solo afecta a la psique sino a todo el organismo, de hecho existe el termino: *Inflamm-aging.*

Inflamm-aging

Cuando los genes de una célula están dañados o sus telómeros son muy cortos, la célula sabe que su estimado ADN esta en peligro. En este momento emite unas moléculas que viajaran a otras células. Estas moléculas se denominan fenotipo secretor asociado (SASP), estas moléculas empiezan un proceso de recuperación.

Sin embargo, los telómeros tienen una respuesta anormal al ADN dañado, el telómero no permite que entre esta ayuda. Un telómero corto se puede quedar parado en una célula durante meses, enviando y enviando señales de auxilio y no permitiendo que entre su ayuda solicitada, esto hace que la célula sea como una manzana podrida en un cesto de manzanas, y como todos sabemos esto afectara a las demás manzanas.

Los SASP involucran a moléculas proinflamatorias, que con el tiempo generaran un inflamm-agin. La Dra Judith Campisi en el instituto Buck descubrió que esto genera un terreno amigable para el desarrollo del cáncer.

Si esto no fuera suficientemente interesante, hay que saber que un estudio de Copenhague en el 2015, llevado a cabo por L. Rode et al. señala que los telómeros nos pueden decir cuanto podemos llegar a vivir y cuando se van a presentar las enfermedades.

La telomerasa

La Dra E.Blackburd citada anteriormente se percato que el telómero se comportaba de forma extraña, de algún modo podía crecer. Se propuso buscar la enzima que pudiera tener esa acción. La Dra junto con una estudiante Carol Greider en 1983 empezaron a buscarla, la denominaron telomerasa.

La telomerasa añade un segmento nuevo de ADN al extremo del cromosoma. Como hemos dicho en el apartado anterior cada vez que la célula se divide se pierden telómeros hasta llegar a un punto crítico, que ya hemos descrito. Pero la telómerasa contrarresta esta acción.

La telómerasa puede relentizar, prevenir o incluso revertir el acortamiento telomérico que resulta de la división celular.

Hoy sabemos que la célula sin telomerasa deja de dividirse.

El ADN telomérico se acorta porque las enzimas que lo duplican no trabajan en los extremos del telómero. La Telomerasa alarga los telómeros y así contrarresta la erosión del ADN. Con abundante telomerasa los telómeros se mantienen y las células pueden continuar dividiéndose. Con deficiente Telomerasa por herencia o por estilo de vida los telómeros se acortan con rapidez, las células dejan de dividirse y la senescencia se presenta pronto. (E. Blackburn, E. Epel y Jin. 2015)

Por otro lado, como hemos comentado, según la MTC, nosotros heredamos de nuestros padres un Jing-YuanQi que determina nuestra existencia en este planeta, y eso según la tradición es intocable, es decir, no lo podemos modificar, pues si lo pudiéramos modificar podríamos de algún modo aumentar nuestra longevidad o incluso ser inmortales. Es un hecho que la tradición siempre ha propuesto, actividades como el Chikung, la meditación, la sexualidad taoísta etc...

Con fines de mantener esta esencia hasta aprovechar al máximo, y así poder llegar a tener una vida lo más longeva posible, como demostración de estas presuposiciones, los Doctores Inderjeet Dokal en Reino Unido y sus colegas de EE. UU. descubrieron que cuando la gente tiene una mutación genética que reduce los niveles de telómeros a la mitad, desarrollan síndromes teloméricos graves y hereditarios. (Dokal et al. 2001)

Ahora vamos a señalar como podemos con acupuntura estimular la Telomerasa, y así poder mejorar nuestra esencia. Pero usted deberá leer el punto siguiente en este mismo capítulo y reflexionar sobre algunas cosas. **Telomerasa y cáncer.**

La pregunta es obvia: ¿que puntos de acupuntura pueden estimular la telomerasa?.

Acupuntura y Telomerasa.

Hay un punto que es muy importante en MTC el Zusanli. Es decir, el 36 E. Lo primero es destacar el trabajo Y Omura et al en el 1998: *Estimation of the Amount of Telomere Molecules in Different Human Age Groups and the Telomere Increasing Effects of the Acupunture and Shiatsu on 36st.*

Los resultados señalan que la estimulación del 36E aumenta la telomesara.

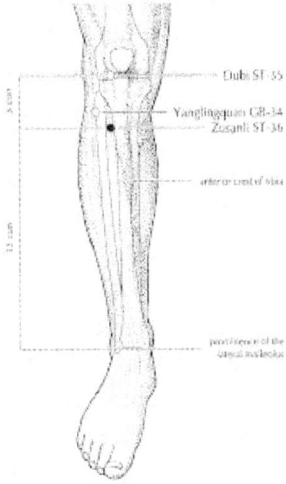

Telomerasa y cáncer

En el famoso libro de la Dra. Elizabeth Brackburn, hay una parte muy interesante sobre la parte negra de la telomerasa, que vamos a exponer y reflexionar aquí.

La telomerasa esconde un lado oscuro, tiene como una doble cara, al estilo del bueno del Dr. Jekyll. Necesitamos que la telomerasa este activa y sana, pero si obtiene muchas células incorrectas en el momento equivocado aparece Mr. Hyde, que aumenta el crecimiento celular de forma incesante, esto es el cáncer. Como sabemos el cáncer son células que no paran de dividirse.

Es por ello, que evidentemente en un paciente con cáncer no tendremos que estimular la telomesara.

Por este mismo motivo, será de suma importancia, establecer si hay puntos de acupuntura que de algún modo puedan estimular la actividad de esta enzima, pues si esto sucede estarían contraindicados en pacientes oncológicos. ¿Entonces el 36 de estómago estaría contraindicado?, sin vacilación, es una duda respetable. Antes de contestar, sigamos.

En palabras de la la Dra. Elizabeth Brackburn, premio Novel por el descubrimiento de la Telomerasa, señala que, a su parecer, -*es prudente evitar píldoras, cremas o inyecciones que aseguren el crecimiento de la telomerasa. Dependiendo de tu propensión al cáncer, pues podrías potenciar su crecimiento.*

Una leyenda japonesa cuenta que hubo una vez un hombre que recibió un conocimiento muy valioso sobre el cuerpo por parte de su padre: la revelación de <<**el punto de la longevidad**» o «**de las cien enfermedades**». Siguiendo los consejos de su progenitor, el hijo masajeó ese lugar todos los días y vivió tantos años que vio el nacimiento y la muerte de varios emperadores.

En China, se lo conoce como «el punto de la longevidad», mientras que en Japón lo nombran como «el punto de las cien enfermedades».

Sus funciones son varias: tonificar el Bazo y el Estómago, es fuente de Qi (Energía) y sangre (Xue), y puede dispersar la humedad. Además, tonificar el Qi, Armonizar el Qi nutritivo y defensivo y Eleva el Qi.

Después de lo leído podríamos inferir que debe de actuar sobre la telomerasa, pero como decimos, es una inferencia.

La Dra en su libro, señala la estimulación de la telomerasa con vida sana y saludable no con química etc... Esto lo tenemos que reflexionar.

De hecho, como terapia anticáncer se estan investigando precisamente a los inhibidores de la telomerasa como tratamiento. Por ejemplo, en uno de los libros de referencia en biología celular se dice textualmente:

Las células cancerosas tienen niveles elevados de telomerasa, lo que les permite mantener los extremos de sus cromosomas a través de un número indefinido de divisiones. Pues que las células somáticas normales carecen de actividad de la telomerasa y no se dividen indefinidamente, los principios activos que inhiben a la telomerasa se están desarrollando como agentes anticáncer.

<u>Gran Paradoja</u>, pues: No deberemos usar plantas como las citadas anteriormente en pacientes oncológicos y puntos de acupuntura que en principio aumenten la longevidad.

Los escritos de la Dra citada son 2017. Mientras que en el 2018 El trabajo que se publica en la revista PLOS GENETICS con la participación de Miguel Ángel Muñoz y Paula Martínez, del grupo de Telómeros y Telomerasa liderado por Maria A. Blasco en el CNIO. En este trabajo también ha colaborado el Centro de Terapia Génica (CBATEG) de la Universidad Autónoma de Barcelona, liderado por Fátima Bosch, llegan a la siguiente conclusión:

El grupo Telómeros y Telomerasa del CNIO lleva años investigando la posibilidad de usar la enzima telomerasa para tratar procesos patológicos relacionados con el acortamiento de los telómeros, como las enfermedades asociadas al envejecimiento –cardiovasculares y neurodegenerativas, entre otras– e incluso el proceso del envejecimiento mismo.

En 2012 diseñaron una estrategia del todo innovadora: una terapia génica que reactiva el gen de la telomerasa solo durante unas pocas divisiones celulares usando los llamados vectores adeno-asociados (**AAV**). La enzima ejerce así su función reparadora únicamente durante un tiempo limitado y, de este modo, los riesgos asociados la activación de la telomerasa en todo el organismo se minimizan. **Pero el potencial uso médico de la telomerasa siempre se ha enfrentado al miedo a un posible aumento del riesgo de cáncer.**

El trabajo que ahora se publica aborda específicamente esta cuestión, aplicando la terapia génica sobre un animal modelo, un ratón, que reproduce el cáncer de pulmón humano y que por tanto, tiene un riesgo ya de por sí mayor de desarrollar esta enfermedad.

Los resultados son negativos: "La activación de la telomerasa mediante [esta terapia génica] no aumenta el riesgo de padecer cáncer" ni siquiera en estos ratones, escriben los autores.

"Son buenas noticias, ya que sugieren que la terapia génica con telomerasa es segura, incluso en un contexto de mayor riesgo de desarrollar cáncer", comenta Blasco. "En nuestros trabajos ya veíamos que esta terapia génica no aumenta el riesgo de cáncer, pero queríamos hacer lo que se llama un *'killer experiment'*, un experimento que crea las peores condiciones para que tu hipótesis se cumpla; si aún así sobrevive, la hipótesis es realmente sólida. Por eso escogimos estos ratones: son animales que desarrollan de manera espontánea un tipo de cáncer de pulmón muy similar al humano, que normalmente no aparece nunca en los ratones normales. No se nos ocurre otro experimento que pueda demostrar mejor la seguridad de esta terapia"

Esto podría tranquilizarnos en este sentido, (con respecto al uso del 36E) pero están hablando de terapia génica, es por ello por lo que deberemos de ser prudentes a la hora de utilizar plantas estimuladoras de la telomarasa en pacientes oncológicos al igual de puntos que aumenten la longevidad hasta que no tengamos más seguridad en este campo.

La pregunta ahora es: ¿qué plantas podrán entonces estimular la telomerasa?

El astrágalo estimula la Telomerasa

La principal es el Astrágalo: **Un extracto de la raíz de astrágalo** el astragaloside IV y el cicloastragenol favorecen la activación de la telomerasa. Por otro lado, en los trabajos de Zhao Y et al 2015 se concluyó que esta planta suprime el estrés asociado a ROS, además inhibe la activación del inflamasoma TXNIP / NLRP3 con la regulación de la actividad de AMPK, y por lo tanto mejoraron la disfunción endotelial al inhibir la inflamación y reducir la apoptosis celular. Las investigaciones simultáneas mostraron además que el astragalósido IV y el cicloastragenol fueron igualmente efectivos en la regulación de la homeostasis endotelial.

Por otro lado, en los trabajos de Yung LY (2012) se constata que: Recientemente se ha demostrado que el astragalósido IV (AG-IV) y el cicloastragenol (CAG) derivados de hierbas chinas, mejoran la respuesta proliferativa de los linfocitos T CD8 + de pacientes infectados por VIH al regular la actividad de la telomerasa.

La Cúrcuma inhibe la telomerasa

En los trabajos de los investigadores: Aik Kia Khaw, M Pradeepa Hande, Guruprasad Kalthur, M Prakash Hande (2012) de los institutos: Genome Stability Laboratory, Department of Physiogy, Yong Loo Lin School of Medicine, National University of Singapore, Singapor. Publican: *Curcumin inhibits telomerase and induces telomere shortening and apoptosis in brain tumour cells.* Podemos ver en: J Cell Biochem.

La Curcumina un compuesto polifenólico aislado de Curcuma longa (cúrcuma) se usa ampliamente en la medicina tradicional ayurvédica y china. Sus efectos terapéuticos potenciales en una variedad de enfermedades se conocen desde hace mucho tiempo. Aunque los efectos antitumorales de la curcumina se han informado anteriormente, su modo de acción y los efectos inhibidores de la telomerasa no están claramente determinados en las células tumorales cerebrales. En el presente estudio, utilizadas en el estudio. Los análisis de expresión de genes y proteínas revelaron que la curcumina regulaba negativamente CCNE1, E2F1 y CDK2 y regulaba positivamente la expresión de genes PTEN, lo que resulta en la detención del crecimiento en la fase G2/M. Se encuentra que la apoptosis inducida por la curcumina está asociada con un aumento de la actividad de caspasa-3/7 y la sobreexpresión de Bax. Además, se observó una baja regulación de Bcl2 en células tratadas con curcumina. Además de estos efectos, encontramos que la curcumina inhibe la actividad de la telomerasa y regula a la baja la expresión de ARNm de hTERT que conduce al acortamiento de los telómeros.

Concluimos que los efectos inhibitorios de la curcumina en la telomerasa subrayan su uso en la terapia adyuvante contra el cáncer.

demostramos que la curcumina se une a la membrana de la superficie celular y se infiltra en el citoplasma para iniciar eventos apoptóticos. El tratamiento con curcumina ha resultado en una mayor citotoxicidad en las células que expresan la enzima telomerasa, destacando su potencial como agente anticancerígeno. La curcumina indujo la inhibición del crecimiento y la detención del ciclo celular en la fase G2 / M en las células de glioblastoma y meduloblastoma

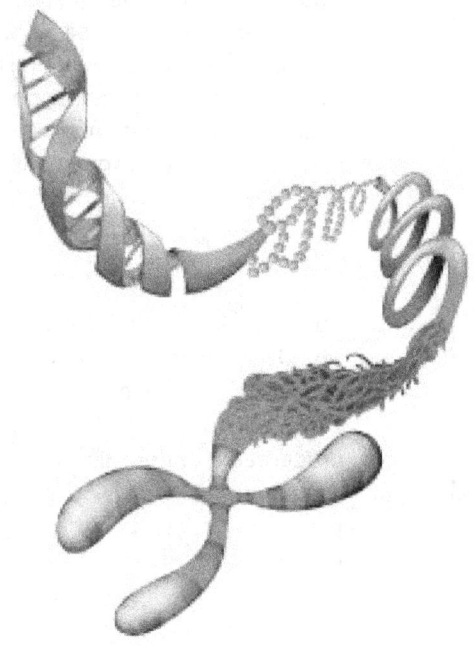

Capítulo 8. Epigenética

La ciencia comete un suicidio cuando adopta un credo.

Thomas Henry Huxley

En este capítulo vamos a conocer los mecanismos que interactúan con la información genética, para poder plantear en próximos capítulos líneas hipotéticas de trabajo: como la acupuntura puede actuar a través de ese proceso molecular, a través de la epigenética.

Para ir argumentando nuestra idea, lo primero que tenemos que desarrollar es la propuesta terapéutica. Para ello vamos a retomar la idea de Gen. Un gen es pues la unidad de información que se traducirá a un ARNm, posteriormente en el ribosoma creará una proteína. La proteína será el fenotipo del genotipo, es decir, el yuanQi del JingQi. Como podemos ver esta idea es en una dirección:

ADN → Proteína.

¿Será posible modular la expresión génica de alguna forma con acupuntura?

Pues si leemos atentamente, la información va del ADN al ARN y de ahí a la codificación de las proteínas. Si esto es así, obvio que estaríamos seriamente limitados. Sin embargo, eso no sucede de ese modo, y eso es lo que nos ha enseñado **la epigenética.**

Epigenética

Hablemos ahora de sapos y del Dr. John Gurdon, (Nessa Carey. 2011), quien sin duda hizo algo espectacular en el campo de la ciencia. Este perspicaz científico quería comprobar si las células epiteliales de un sapo adulto podían generar un sapo desde cero. Es decir, un sapito, el renacuajo de toda la vida. Por aquel entonces esto era un imposible. Se pensaba que una célula somática de algún modo había borrado los genes, que no codificaba, y ese era el mecanismo que la convertía en somática.

Siempre se había postulado que las células se iban diferenciando y perdiendo la capacidad de retroceder en su desarrollo (Por ese borrado y/o Eliminación de genes). El famoso valle de **Waddmington** del cual enseguida hablaremos, se producía por ese borrado. Gurdon demostró que esto no era así.

Para tal fin extrajo el núcleo de una célula epitelial, es decir de una célula que ya tenia marcado su linaje y la inserto en un núcleo no fertilizado.

En resumen, saco la célula de un sapo adulto y la introdujo en el huevo no fertilizado cuyo núcleo había extraído. A esta técnica se le llama: Transferencia nuclear de células somáticas (TNCS).

Tras multitud de intentos Gurdon consigo generar un renacuajo de una célula somática. Esto fue como es lógico una gran revolución en biología, también Briggs y King en 1952 consiguieron generar ranas viables de este modo.

Estos trabajos habían demostrado que cuando las células se diferencian no pierden **su información**, sino que es "bloqueada" y **no eliminada**, Gurdon de algún modo demostró que se pueden desbloquear de ese estado. Tardo unos quince años en demostrar que los núcleos de células somáticas, es decir especializadas, pueden crear un animal completo. Eso si, cuanto más diferenciada esta la célula, más complicado será el proceso.

Se demostraba que, aunque hay "algo" en las células que pueden hacer que dichos genes se activen y otros no, en diferentes tipos de células, sea lo que sea ese "algo", no se desactiva de modo permanente, pues colocando el núcleo adulto en un entorno adecuado, en este caso el huevo "vacío" no fertilizado, perdía esa memoria y empezaba de nuevo todo el proceso.

La epigenética es ese "algo". **El entorno**. El sistema epigenético controla cómo se utilizan los genes del ADN, quitándole al ADN el protagonismo como director de orquesta. Las modificaciones epigenéticas del programa se producen independientemente del código genético.

El paisaje epigenético

Aquí tenemos que nombrar al famoso Conrad Waddington y su paisaje epigenético.

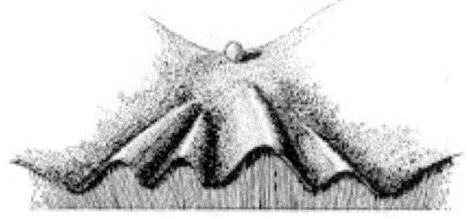

Foto tomada de Wikipedia.

En 1957 Waddington presento su persuasiva metáfora de valle epigenético. Se dice que la bola corre de lo alto del valle (zigoto) colina abajo, cuando toma una ruta (x) ya no podrá nunca más tomar la ruta (y), pues los genes quedarán activados o desactivados por algún mecanismo, y jamás se podrá modificar esto, pues la bola no puede subir, algo que Gurdon demostró que era falso.

¿Recuerdan a la ovejita Dolly, que en 1966 Keith Campbell e Ian Wilmut consiguieron clonar de una célula somática?.

Es importante saber que estos científicos llevaron a cabo más de 300 transferencias sin éxito, hasta que uno arraigó. Lo digo por que algunos a veces me critican sobre mis ideas en temas de acupuntura e investigación: la ciencia siempre es para personas cabezotas.

Entre ovejas y sapos queda claro que algo hay que se interpone en el ADN y lo expresa o no, y ese algo es el entorno, sin la menor duda, y es así donde actúa la aguja.

Tenemos que saber que esto de los sapos solo funciona cuando el núcleo adulto se implanta en un óvulo no fertilizado, no funciona si se toma un núcleo adulto y se inserta en cualquier otra célula. Tiene que tratarse de una célula no fertilizada, es por ello que hay algo en ese entorno que hace desprogramar la programación que tenia esa célula adulta.

Algún factor del citoplasma tiene que estar interactuando.

¿Cuál es ese factor o factores desconocidos? Según Nessa, nadie sabe muy bien que es lo que hay en el citoplasma que modifica de tal modo la expresión génica. Quiero señalar aquí que la medicina china siempre nos hablo de algo que no esta presente en la biología molecular moderna, que son los meridianos. Estos podrían ser campos morfogenéticos que actúan sobre la expresión génica. Sin duda estas ideas, son muy atrevidas, propuestas por Rupert Sheldrake en biología y llevadas a la Medicina China en mí trabajo **Campos Morfogenéticos y meridianos,** creo que aún solo siendo hipotéticas merecen ser atendidas (ver bibliografía).

Las células para diferenciarse necesitan una ruta, una ruta química, pero que, de algún modo también puede ser energética, aquí entra el concepto de campo morfogenético.

Nunca ha existido ADN que sirva para algo fuera de un entorno celular, y nunca ha existido un entorno celular que no haya poseído ADN que lo codifique. Es pues necesario entender las dos fuerzas, pues como señala Susan Aldrige en su libro, El hilo de la vida:

debemos de considerar seriamente las fuerzas que van de arriba-abajo en la expresión de los genes y no tanto las que van de abajo-arriba como se ha empeñado la biología molecular en estos últimos años en demostrar.

Sabemos que las células que configuran al zigoto se dividen varias veces para formar el blastocisto, este acumulo de células esta formado por menos de 150 unidades. El blastocisto se divide en dos estructuras, por un lado, la capa, que es como un huevo, y por otro las células del interior.

El blastocisto queda configurado el día 5 después e la concepción.

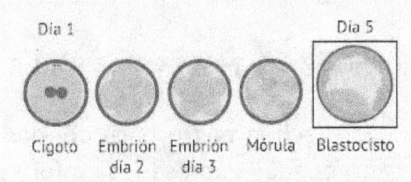

Si lo desean les dejo el Anexo (B) para que observen la génesis del feto según la medicina china y entiendan este proceso más profundamente.

Una vez las células van siendo estimuladas por citoplasma se van especializando.

En genética, siempre se busca qué gen o genes pueden estar implicados en todo proceso. Uno de los grandes científicos de la actualidad el Dr. Yamanaca, creo las famosas células madre inducidas (induced pluripotent stem cell o células iPS) y descubrió que solo hacen falta cuatro genes para convertir una célula pluripotente en una célula especializada. Con solo cuatro genes el Dr. Yamanaca pudo subir la bola del valle de Waddington a la cresta de la cumbre.

Bueno, ahora sabemos que todo es reversible, el tema es, ¿cómo se van especializando las células?, aquí entran los siguientes puntos clave de la epigenética:

Metilación e histonas.

Metilación

¿Por qué una célula de la mano es mano y una del ojo es ojo si el ADN sigue siendo el mismo en todas las células somáticas?

Voy a usar una analógica muy usada en genética, y es la del guión. Todas las células tienen el mismo guión (ADN), sin embargo, cada célula posee unos borrones en determinados parrafos de ese guión.

a-c-t-g-a-~~a-g-t-g-t-c~~-a-c-t-g-g-t-g-a-c-g-c

Ese tachón negro hace que las células no puedan expresar esa información, y cada linaje lleva sus tachones, esos tachones son la: Metilación.

Se hacen al añadir un grupo metilo a otra sustancia química, y este grupo metilo tiene gran predilección por la -C- **Citosina**. Es la única base que se metila.

(Adrian Bird. 1980) La metilación se lleva a cabo mediante tres enzimas:

Metriltransferrasa-

- DNMT1
- DNMT3A
- DNMT3B
- DNMT

Las DNMT son marcadores epigenéticos. La mayor parte de las veces estas enzimas añaden un grupo metilo a la -C- seguida por una -G- generando el grupo CpG.

Es importante saber que la Metilación no cambia al ADN solo lo decora.

> **Hipótesis**
>
> Serán los campos morfogenéticos los mediadores de la Metilación a través de estas cuatro enzimas.
> Así configurandose todas las forma presentes en el organismo

Hay una proteína muy importante en todo esto la famosa MeCP2 (Lewis. 1992), se la denomina la escritora del código epigenético. La MeCP2 es la lectora del código epigenético. (Nan. 1998., Adkins and George.2011). Por ejemplo, el síndrome de Rett, es causado por una mala función (mutación) de esta proteína.

Entonces parte de la pregunta que hicimos al principio queda contestada, sin embargo, nos falta saber sobre las histonas.

Histonas

(Brownell et al. 1996,. Vettese-Dadel et al 1996,. Kuo et al. 1996) Recuerdan la metilación tacha definitivamente la información del ADN en la célula somática para que esta ya no se exprese, de forma permanente.

a-c-t-g-a-~~a-g-t-g-t-c~~-a-c-t-g-g-t-g-a-c-g-c

Las histonas no, más bien son como un *posit-its* que se puede quitar o poner según interese. Es decir, es más reversible.

a-c-t-g-a-a-g-t-g-t-c-a-c-t-g-g-t-g-a-c-g-c

Las histonas son proteínas que se unen al ADN y lo compactan, son cuatro:

- H2A
- H2B
- H3
- H4

La modificación de las histonas identificada por David Allis se ha bautizado como acetilación. La acetilación es la adicción de un grupo químico llamado acetilo, en este caso al aminoácido lisina en la cola de las histonas. Esto altera la expresión de los genes, pero no su configuración genética. Ya se conocen más de 50 modificaciones de este tipo llamándose a este fenómeno el **código de las histonas.** (Jenuwein y Allins. 2001). Este código esta siendo muy dificultoso de descifrar.

Llegados a este punto sabemos que la metilación es muy difícil de cambiar, sin embargo, el código de las histonas no. Pues estas son mucho más plásticas, y responden a estímulos desde el exterior del núcleo. (Nessa)

¿Esos estímulos pueden ser producidos por la acción de los marcadores somáticos?

Acupuntura e histonas

Estos estímulos pueden ser llevados a cabo por modificaciones en la respuesta a hormonas. Como sabemos, la acupuntura puede activar los ejes hormonales (Moltó).

En medicina china poseemos todo un arsenal de marcadores somáticos (puntos de acupuntura) que a través de estímulos emergentes pueden modificar nuestro sistema vegetativo, así como estimular o inhibir nuestros ejes endocrinos a nivel central. Mediante estos estímulos emergentes llevados a cabo a través de unas reglas cibernéticas de expresión, que la tradición denomino WuXing, podremos actuar sobre la expresión de los genes. Lo haremos a través de segundos mensajeros, y estos actuarán sobre el código de las histonas, para así interactuar sobre la expresión génica.

Es necesario entender estas rutas de arriba-abajo. Si bien las metáforas tradicionales nos las describen de una forma superficial, es hora de entrar en las explicaciones moleculares que hay detrás de este proceso, pues eso nos dotara de nuevos recursos terapéuticos que sin duda la tradición no alcanzó a vislumbrar por su limitación histórica y conceptual. Dos mil años después y con la tecnología presente, es hora de entrar en el mundo de la acupuntura molecular y genética. De eso trataran los siguientes capítulos.

Capítulo 9. Acupuntura (entorno) y Genes

Porque yo, el Señor tu Dios, soy un Dios celoso, que castigo la iniquidad de los padres sobre los hijos hasta la tercera y cuarta generación de los que me aborrecen.
Éxodo, cap 20, versículo 5

Me gustaría, antes de entrar en detalles, hablarles de la Proteína alcohol deshidrogenasa (ADH). Esta proteína se sinteza en el hígado y sirve para descomponer el alcohol. Tenemos que saber que si bebemos mucho alcohol, las células de nuestro hígado aumentaran la expresión de ADH, y si dejamos de beber dejaremos de expresar tantas proteínas ADH. Cuando más alcohol bebamos más proteínas ADH tendremos, hasta un límite, claro.

Las células del hígado no hacen esto incrementando el número de copias del gen del ADH. Lo hacen leyendo el gen del ADH de un modo más eficiente, es decir, produciendo más copias de ARNm y utilizándolas con mayor precisión.

Como veremos, la epigenética es uno de los mecanismos que utiliza una célula para controlar la cantidad de una proteína particular que produce, especialmente controlando las copias de ARNm que hace a partir de la plantilla.

Es pues lógico pensar que la acupuntura, al producir estímulos emergentes, va a conseguir que se expresen los genes que se necesiten según el patrón solicitado por el estímulo. Es este punto el que vamos a abordar en este capítulo.

Entorno y cáncer

Si atendemos a estos últimos descubrimientos, enseguida nos viene a la cabeza la siguiente pregunta: ¿una célula somática se puede convertir en una célula madre, solo cambiando el entorno?, recuerden a los sapos. El entorno es pues fundamental. ¿Qué sucede en una célula cancerosa? ¿Cómo esta el entorno?, sin duda, este tema lo retomaremos.

La pregunta ahora es, cómo la acupuntura puede modular la expresión génica. Sin la menor duda nos encontramos en un punto ralamente interesante.

A nivel Bioquímico y molecular (epigenética).

Sabemos que la expresividad de los genes viene determinada muchas veces por *sustancias que los activan*. Las hormonas denominadas en este caso: "factores de trascripción". Pues bien, como sabemos la acupuntura puede tener una acción directa en la regulación hormonal, y así determinar la acción genética, actuando pues como un factor epigenético sobre las histonas (Moltó. 2018).

Para demostrar estas teorías el departamento de I+D+I del instituto de Psiconeuroacupuntura y Acupuntura Científica llevó a cabo el desarrollo de la investigación y el planteamiento experimental para demostrar que la acupuntura actuaban como **factor epigenético** a la hora de aumentar la memoria espacial en ratones, presentando mi planteamiento en el *"50º Congreso de Inteligencia Artificial"*. En el mismo se planteaba de forma experimental la demostración de esta acción de la acupuntura sobre la materia cerebral, a través de la modificación del parénquima cerebral relacionada con la memoria espacial (Moltó. 2006).

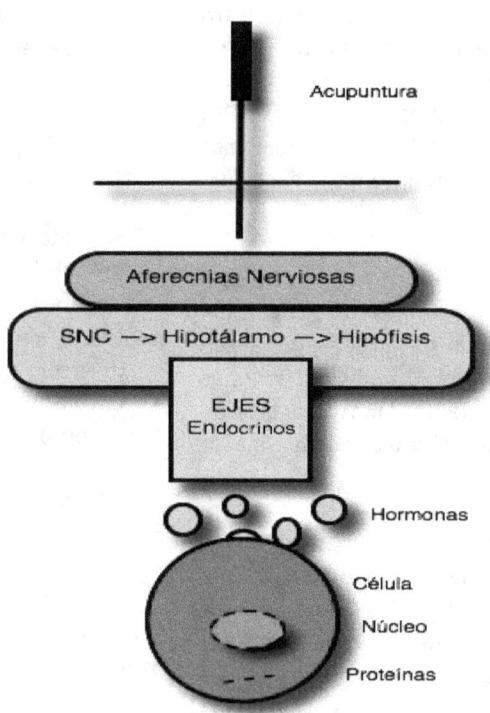

El postulado es el siguiente: dado que el éxito para memorizar a largo plazo determinado acontecimiento radica en la capacidad de modificar la estructura de las células del cerebro, consideramos la posibilidad de que cierto punto (**39VB**) pueda estimular la **plasticidad** de las células neurológicas (espinas dendríticas) y con ello facilitar el registro de experiencias en la memoria y con ello el aprendizaje. Ya que las partes de la corteza cerebral que controlan la atención y la memoria no quedan totalmente con mielina hasta la edad adulta temprana, tendremos que considerar la edad de los sujetos del experimento.

Para desarrollar el experimento utilizaremos ratones a los que les punturamos dicho marcador somático. Para evaluar la capacidad de aprendizaje colocaremos en el final de un laberinto un cebo de 1 gramo de azúcar y observaremos el recorrido que realiza el ratón para llegar al final del laberinto. Repetiremos el experimento varias veces controlando el tiempo empleado por el ratón para conseguir su recompensa. El laberinto escogido para el experimento es el de Hampton Court como aparato experimental.

Objetivo del Experimento: con este experimento *conseguiríamos* a priori demostrar el efecto epigenético de la acupuntura a nivel del proceso cognitivo de la memoria. Contrastar si la capacidad de aprendizaje de los ratones es influenciada por la punción en dicho punto.

Entonces podemos deducir que estímulos en el ambiente pueden activar la expresión de ciertos genes, de aquí el avance en la epigenética.

Jean-Baptiste Lamarck : algo de razón

Según Lamarck los caracteres adquiridos pueden heredarse de generación en generación, y esto dirige la evolución. Pone el ejemplo de las jirafas, estas necesitan estirar el cuello para alcanzar la comida, durante años el cuello de estos individuos se modifica, y entonces cuando tienen hijos estas modificaciones se transfieren a ellos.

Estas ideas han sido desacreditadas, pero según la epigenética, hay algo que podría no ser como Darwin predijo, y que por ende Lamarck tuviera algo de razón. Esto viene a colación de la cita con la que empiezo este capítulo.

Por ejemplo, la hambruna que sucedió en Holanda hizo que los hijos heredaran algo epigenético. De ahí que los pecados de los padres de algún modo se pueden trasmitir a los hijos.

Según el Darwinismo la variación aleatoria de los genes produce modificaciones en el fenotipo. Algunas de estas modificaciones son provechosas, y esos individuos gracias a esas mutaciones tienen más capacidad de supervivencia y de trasmitir sus genes. Así se ha ido evolucionando. Es en este punto donde el Darwinismo toma forma. Una mutación en el Genotipo se expresará en el fenotipo.

El modelo Lamarckiano falla aquí, pues un cambio adquirido en el fenotipo tendría de algún modo afectar al ADN, reescribiéndolo, y esto no sucede, no hay casi pruebas, excepto ocasionalmente por ejemplo con radiaciones etc...

Sin embargo, la epigenética, si que nos habla de una herencia de padre a hijo, pero no a través de la modificación del ADN sino sobre la modificación en la lectura del ADN. Como las pruebas lo atestiguan, podemos heredar modificaciones epigenéticas, de algún modo, no se borran todas las huellas que nos vamos creando a lo largo de nuestra existencia.

Podemos usar mejor está palabra, para ser más claros:

Herencia transgeneracional.

La herencia transgeneracional sería una herencia Lamarckiana.

Fármacos y genética.

La Profesora Whitelaw decidió estudiar cómo la dieta podía modificar el color del pelaje de los ratones. Los resultados mostraron que un fenómeno genéticamente mediado (color pelo en función a la metilación) en un animal se transmitía a sus crías. De hecho, los

científicos ya sabían que la dieta afectaba a los ratones agutí. Esta transferencia de madre a hijo no era perfecta – no todas las crías lo heredaban.

Pero, ¿donde quiero llegar?. Bueno, estos trabajos ponen de manifiesto por lo menos en ratones, que la dieta modifica de forma epigenética la expresión de los genes.

Ahora viene la alerta. Si se suministra vinclozolina a ratonas embarazadas, en el momento que se están desarrollando los testículos en los embriones, los machos nacerán con deformaciones en los testículos y verán reducida su fertilidad. (Anway.2005) Este mismo efecto se observará en las tres siguientes generaciones, sobre un 90% de ratones machos en las generaciones siguientes serán afectados.

Estos descubrimientos en temas de epigenética han motivado que las autoridades hayan empezado a investigar si las hormonas artificiales y la emisión de sustancias que puedan afectar a las hormonas tienen efectos sobre la herencia transgeneracional.

Como podemos observar, no solo de los nos tenemos que proteger de los efectos secundarios sin de lo que podamos transferir a nuestra descendencia.

La acupuntura en este sentido esta libre de culpas, pues los estímulos emergentes siempre son biológicos, respetando las leyes del sistema PNIE. Psiconeuroinmunoendocrino.

Lo que quiero señalar es que la acción de la acupuntura a través de los marcadores somáticos siempre va a ser una acción biológica, esto es: mediadapor procesos adaptados evolutivamente.

La estimulación del sistema PNIE a través de las agujas respeta las leyes evolutivas, pues no puede ir en contra de las leyes de estas, siempre que se actúe con la metodología y el conocimiento adecuado.

¿Cómo puede la acupuntura actuar sobre todo esto? Esta pregunta sin duda es muy importante, y la propuesta que vamos a exponer creo que, aunque atrevida, "nos abre la cabeza" como dice mi colega y amigo José María González San José en tono motivador.

Capitulo 10. Estímulos emergentes a través de los marcadores somáticos.

De la Aguja al Gen

El paradigma del Gen a la proteína sabemos hoy en día que no es tal cual se pensó a mediados del siglo pasado, pues el llamado dogma central de la biología cada día está más en entredicho. Cuando hablamos de expresión génica damos por hecho, o por lo menos sugerimos, que el Jing, es decir el ADN, solo tiene que expresarse, es decir, manifestar el YuanQi y a partir de aquí toda la maquinaria celular. Y en si mismo la vida ya se produce, es decir, es la "**causa**". Sin embargo, este libro se titula de la "Aguja al Gen" ¿es posible transgredir el dogma de la biología molecular? Hoy sabemos que si, ahora la pregunta es, ¿la acupuntura podría ejercer algún tipo de modulación? Desde mi punto de vista si, y esto pasaría por la modificación de los espacios de Pischinger, es decir el medio externo.

Se dice que la secuencia del ADN determina la proteína, es como que el ADN fuera un disco duro, un CD. El dogma central le ha dado mucha prioridad al objeto que se lee, es decir el ADN, sin prestar mucha atención al proceso de lectura. Es decir, se centró en el Jing y dejo de lado el yuanqi, que es el procesador de esa lectura, pues está en contacto con las demás fuentes (Estímulos emergentes).

Estos estímulos emergentes dependen de sistemas proteicos, es por ello por lo que deberíamos de centrarnos en estos estímulos, pues son los encargados de leer el mensaje. En pocas palabras el ADN-Jing no sirve de nada fuera del contexto celular. De hecho, los virus no son nada si no infectan a una célula con toda la maquinaría celular para poder replicarse.

Aquí entramos en la paradoja de la gallina y el huevo, las proteínas son necesarias para generar la maquinaria que resulta imprescindible para leer el mensaje codificado en el ADN.

Hoy se sabe que los fragmentos de ADN que agrupamos en eso que denominamos genes, no siempre forman una secuencia continua. El Gen está formado por fragmentos discontinuos, lo que dijimos en capítulos anteriores: exones e intrones. Los exones de un mismo gen pueden combinarse de forma diferente para generar en consecuencia diferentes proteínas. La ciencia todavía no ha desvelado todos los mecanismos por lo que esto sucede. Las hebras de ADN como sabemos, están plegadas en el núcleo de modos diferentes, de forma tridimensional. Este plegamiento interno puede facilitar qué exones se expresen y cuales no en un mismo gen.

Existen en consecuencia numerosas maneras de que un gen se exprese y generar como resultado diferentes productos. (Black.2001).

Técnicamente se dice que existe una <<maduración alternativa>> del gen, y en consecuencia cada maduración puede dar variantes de este gen: así un gen que codifica tres axones a,b,c puede dar lecturas diferentes. (Celotto y Graveley. 2001).

Como señala Denis Noble en su magnífico trabajo "Más allá del genoma humano": *este hecho depende del ambiente externo*. **Y es justo en ese ambiente externo donde la acupuntura ejerce su función.**

La acupuntura puede modular la expresión génica al ejercer influencia en los niveles inferiores de la jerarquía añadiendo complejidad en los niveles superiores de la misma. Si queremos ser rigurosos, y decir que un determinado GEN es el gen para <<Gen para X>> resultaría una deducción equivocada. Sabemos que numerosos productos proteicos deben actuar de forma conjunta para generar una acción biológica, el reduccionismo genético es una estrechez de miras y una falta de respeto a la complejidad de la vida.

Al hablar de funciones biológicas estamos hablando de procesos biológicos que suceden en los niveles superiores, como pueden ser el ritmo cardiaco, los niveles de insulina etc... Estos fenómenos influyen sin la menor duda sobre los inferiores, generando un proceso interactivo de arriba a bajo y de abajo arriba.

Este punto creo que es importante tenerlo claro, pues en biología hay un debate muy claro entre miradas opuestas. Lo cierto es que existe un debate muy engrosado entre el Determinismo genético con las ideas de Richard Dawkins (1976) y su famoso libro del gen egoísta, que apoyaría la idea central de que somos producto de los genes y las teorías opuestas de Stephen Jay Gould (2002) con su idea más sistémica.

Desde mi punto de vista las dos están en lo cierto, solo que cada una esta centrada en un momento evolutivo del ser en cuestión.

Me explico. Cuando nuestros progenitores se unen, el espermatozoide y el óvulo entran en contacto en un entorno especifico, en el cual se va a generar el nuevo ser, es en ese entorno donde los genes-Jing serán los protagonistas, determinaran por combinación azarosa nuestro futuro, el AND – Jing - Genotipo estará determinando el fenotipo-YuanQi.

Aunque sabemos que el entorno también tiene mucho que decir en este sentido, no podemos negar que es el Jing el que irá determinando nuestra constitución. Ahora bien, una vez nacemos, y se nos corta el cordón umbilical, es momento donde las influencias externas serán más determinantes y el YuanQi determinará qué sucederá a partir de ese momento.

CIELO ANTERIOR – UTERO   CIELO POSTERIOR – ENTORNO

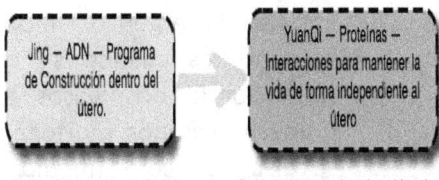

Es en este punto donde entra en juego la epigenética, y donde la acupuntura actúa como factor epigenético.

Hay que señalar que dentro del útero también actúa el medio externo.

Qi Jing Ba Mai, la llave al Gen

En Medicina China tenemos los ocho vasos maravillosos, Qi Jing Ba Mai es como se llama en chino a los ochos meridianos curiosos, maravillosos o vasos extraordinarios. El famoso medico: Li Shi Zhen, con referencia a estos Ocho Vasos dice:

<<*El Qi se mueve por primera vez en los canales con el primer aliento, pero los órganos están inmaduros. Tanto Órganos como Canales no están maduros hasta los 5 años. Los Canales Extraordinarios se cierran al crecer y no vuelven a abrirse. Las prácticas taoístas buscan abrirlos. Están relacionados con el Cielo Anterior. Serian el sistema de regulación principal en los niños. Los Canales Regulares se van desarrollando de manera progresiva hasta los 5 años mientras los Canales extraordinarios se van cerrando*>>.

Esta idea es muy interesante, como veremos en el apartado: *Los estímulos emergentes y el cielo posterior.*

> **Saber más**
>
> Li Shizhen, nombre de cortesía Dongbi, fue un herbalista y acupunturista, considerado como el mayor naturista de China.
> Su familia vivió consagrada al ejercicio de la medicina a lo largo de tres generaciones. Tanto su abuelo, que falleció cuando Li era un niño, fue un médico itinerante que viajo a lo largo de toda la provincia de Hubei vendiendo sus servicios como médico. Su padre, Li Yenwen, poseían una dilatada experiencia y amplios conocimientos sobre la medicina tradicional china y escribió varios libros influyentes, uno de ellos fue el primer monográfico acerde del Gingseng.
>
>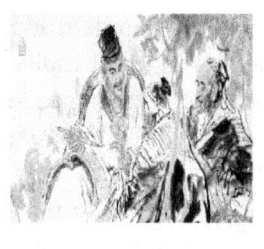

De algún modo, los antiguos relacionaban estos vasos con el cielo anterior. Recordemos que el cielo anterior es lo que heredamos de nuestros ancestros.

Sabemos que estos ocho meridianos se relacionan con el JingQi que se encuentra depositado en el Riñón (en realidad lo transportan), se dice que es la energía más profunda almacenada en los riñones, siendo la base o la determinación de la constitución y la vitalidad. Evidentemente, los ancestros no podían hablar de genes ni de cromosomas, pues a los ojos son invisibles, sin embargo, a través de las deducciones y de la más refinada deducción llegaron a comprender la vida, pues todo se observa en el macrouniverso y así se replica en el microuniverso y viceversa.

Todos ellos, los Ocho, tienen origen en el Riñón. Los cuatro primeros (Dai Mai, Chong Mai, Du Mai y Ren Mai,) nacen donde se origina el Yuan Qi (la energía esencial, original) … Se les atribuye a estos cuatro la primera manifestación del YuanQi. Generan los primeros campos morfogenéticos (Moltó.2018. Rupert Sheldrake.2005)

Los otros cuatro (Yang Wei Mai, Yin Wen Mai, Yang Qiao Mai y Yin Qiao Mai) nacen, pero de un modo indirecto del riñón: los dos Vasos Yin (Yin Wen Mai y Yin Qiao Mai) nacen del meridiano de riñón, y los dos Vasos Yang (Yang Wei Mai y Yang Qiao Mai) nacen directamente del meridiano de Vejiga (elemento Agua). Es por ello, que los ocho se configuran como un sistema profundo de expresión génica. Pues según la tradición, y aquí es donde esta lo importante: comunican con el cielo anterior generando una interface entre este y el posterior. Lo que conocemos como:

JingQi → YuanQi
Genotipo → Fenotipo

Es así como los ocho vasos están conectados al Jing de Riñón (Cielo Anterior, que nutre la estructura corporal y apoya la formación de los tejidos del organismo), cruzándose con los Meridianos Principales donde circulan el resto de Qi (ver capitulo 2: metabolismo).

Según la tradición china, o el taoísmo mismo, la vida surge por la interacción del Yin y el Yang. Que son dos tipos de energía que se nutren, atraen y complementan. En este orden, el espermatozoide (célula Yang: activa y ascendente) busca al óvulo (célula Yin: receptiva y descendente).

Las células haploides de nuestros ancestros. Para posteriormente poder generar las células diploides completas, como ya vimos en capítulos anteriores.

Cuando se produce la fase de la "concepción" igualmente lo hace el impulso energético inicial del ser humano, es cuando se comienza la formación los ocho vasos, pues son los primeros campos morfogenéticos que se disponen como medio epigenético de señalización para la especialización y diferenciación celular en familias.

Estos vasos se suponen descendientes del resto de meridianos, y futura fuente primaria del Yin, Yang, Qi y Xue en el cuerpo. Son la organización interna de la vida, es decir, la información que le da al ser la posibilidad de ser en lo manifestado.

Como sabemos los tres primeros Vasos que aparecen o se forman son:

Dai Mai: separa el Yin del yang, y es el responsable de que las células se dividan, siempre en dos. Media la Mitosis y la Meiosis celular. Es evidente que sin él no se puede empezar la vida y la replicación.

Chong Mai: es el vaso penetrante. Se inserta, y se inserta en el útero para iniciar el proceso de la vida.

Du Mai y Ren Mai: el Gobernate y la concepción se localizan en el centro, parte posterior y anterior respectivamente formando las primeras tres capas del embrión por la división celular: Ectodermo-Mesodermo-Endodermo. Es aquí cuando se forma el San Jiao y el Maestro Corazón.

Por otro lado, controlan y regulan todas las funciones en cada fase del desarrollo del feto. Los otros cuatro vasos maravillosos, en este sentido son mas secundarios.

Pa Kuas (ba gua) y Vasos maravillosos.

Los pa kua, representan los ocho trigramas.

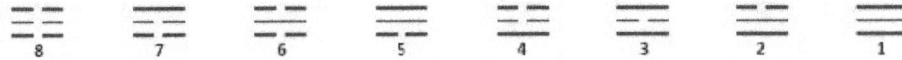

Hay muchas maneras de ordenar los trigramas lo mismo que sucedía con los hexagramas (C.Jung y R.Wilhelm. 1961). En nuestro trabajo tomamos el pa kua "secuencia del cielo primitivo", atribuida a Fu Hi. Después del de Fu Hi apareció el pa kua del Cielo Posterior.

Cielo primitivo. Fu Hi.

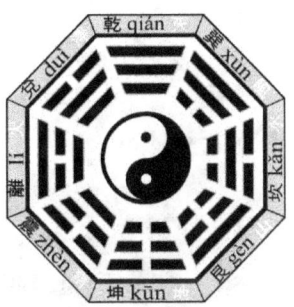

Cielo Posterior

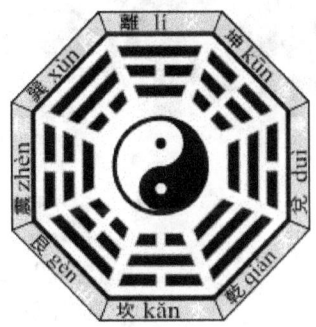

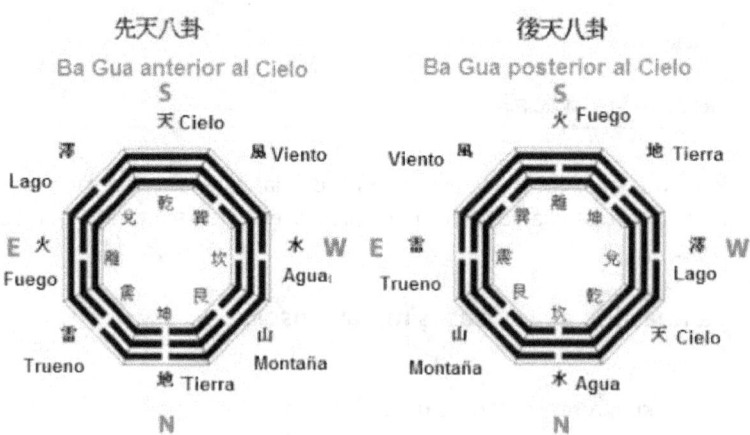

Las disposiciones de Fu Hsi y el rey Wen

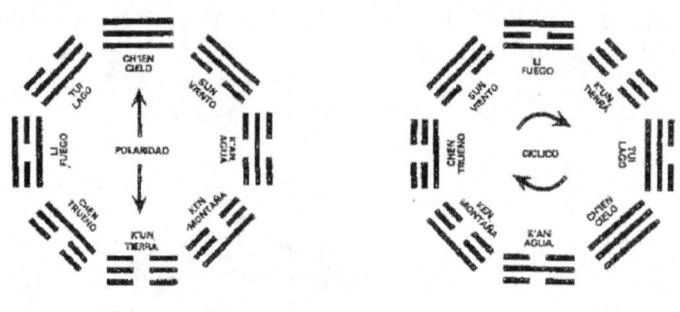

DISPOSICION DE FU HSI   DISPOSICION DEL REY WEN

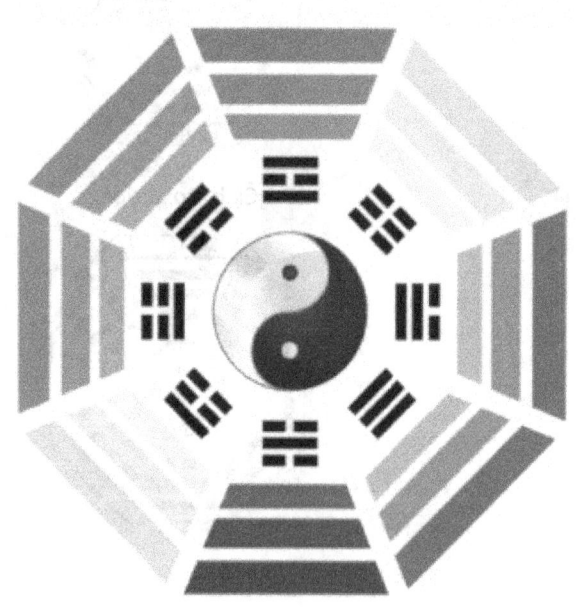

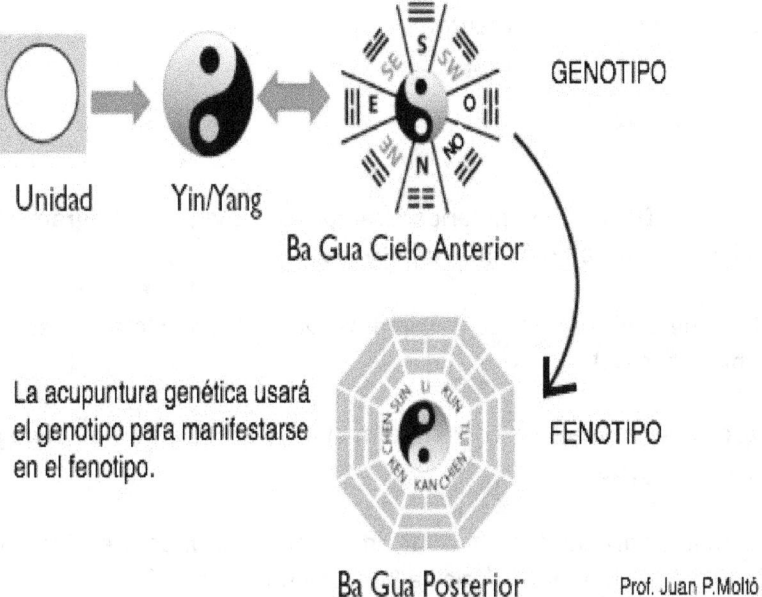

Con este pensamiento vamos a elegir el cielo anterior, para poder trabajar en el cielo posterior.

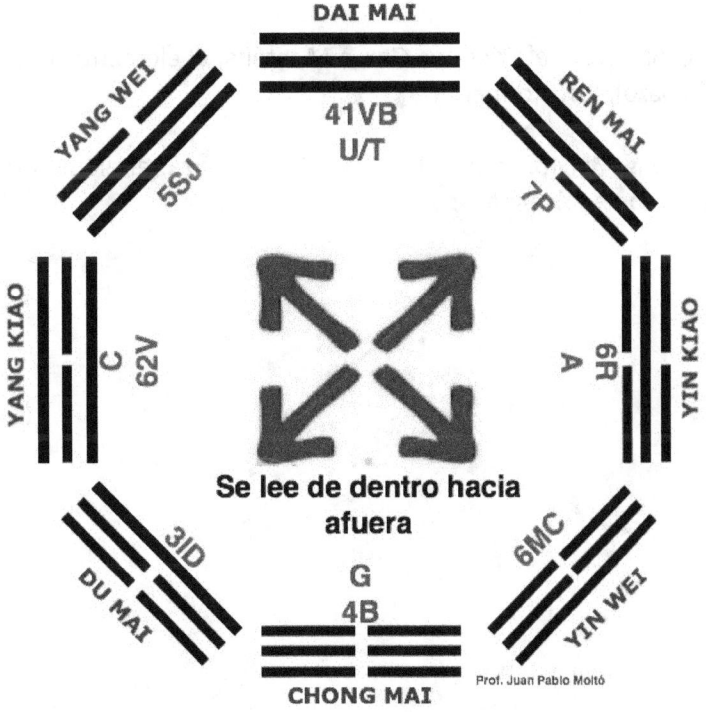

Cada uno de los ocho vasos tiene un "punto de apertura" que abre la puerta de su estanque a fin de poder utilizar la energía que contiene o, de recibirla... según el caso sea por exceso o defecto.

Estas son las relaciones que iremos viendo con mayor profundidad, que veremos en cada caso independientemente:

Los puntos llave

El punto de Dai Mai, de polaridad Yang es el 41VB, con: Trigrama Qian o Cielo, Gran Metal y Pulmón (también Intestino Grueso).

El del Yang Wei, es 5SJ, con: Trigrama Duì o Lago, Metal Joven e Intestino Grueso (también Pulmón).

El Vaso Yang Kiao es 62V, con: Trigrama Lì o Fuego, Elemento Fuego Diurno. (Corazón e Intestino Delgado).

El Du Mai (polaridad Yang) y punto de apertura 3ID, con: el Trigrama Zhén o Trueno, Elemento Gran Madera y Vesícula Biliar (también con Hígado).

El Ren Mai (polaridad Yin) con el punto 7P, el Trigrama Sun o Viento, el elemento Madera Joven e Hígado (también Vesícula Biliar).

El Yin Kiao 6R, con: el Trigrama Kan o Agua, el elemento Agua y Riñón y Vejiga.

El Yin Wei 6MC con: el Trigrama Gen o Montaña, el elemento Tierra joven y Estómago (también Bazo), transformar.

El Vaso Chong Mai 4B, con: el Trigrama Kun o Tierra, el elemento Gran Tierra y Bazo (también Estómago), almacenar.

Capítulo 11. Estímulos emergentes y Epigenética

He visto lo que todo el mundo había visto pero pensé lo que nadie había pensado
The Scientist Speculates

Estímulos emergentes basados en el Qi Jing Ba Mai

Elegimos los marcadores somáticos denominados llave de los Qi Jing Ba Mai, pues como hemos ido señalando estos puntos tienen acción directa con el cielo anterior y median con el cielo posterior.

- Du Mai: 3ID
- Ren Mai: 7P
- Chong Mai: 4B
- Dai Mai: 41VB
- Yin Wei Mai: 6MC
- Yang Wei Mai: 5SJ
- Yin Qiao Mai: 6R
- Yang Qiao Mai: 62V

Estos puntos están relacionados con estos meridianos, y de algún modo los modulan. Esta va a ser una de las propuestas aproximativas en este trabajo, donde la ciencia le da la mano a la tradición.

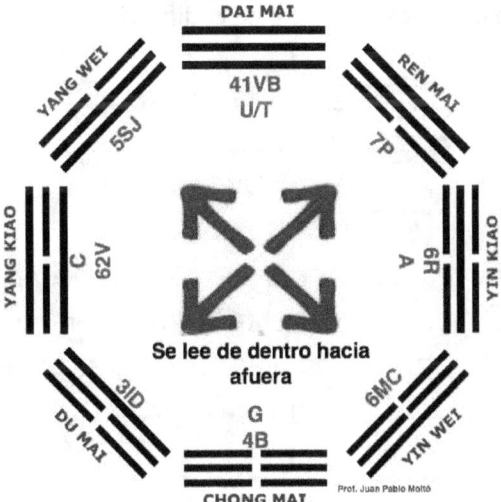

Ahora vamos a retomar la teoría de los aminoácidos y como estos se pueden modular en la síntesis de proteínas. Para ello, primero vamos a exponer las leyes por las que llegamos a este tipo de tesis.

Los hexagramas y su modulación.

Vamos a retomar la idea central de este trabajo. Recuerden, cada Aminoácido esta codificado por un codón, y cada codón esta representado por un hexagrama.

Pongamos un ejemplo: La Glutamina. **GluN**

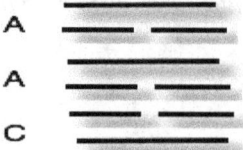

Después debemos recordar que por razones de expresión se lee de abajo arriba, que en el gen sería de 5´a 3´. Esto es importante que lo tengamos claro, pues si no es así, cuando busquemos hexagramas y su codificación, nos podremos equivocar. Recuerde el lector que nosotros nos basamos en el orden de Fu Hi, y que existen otras formas de ordenarlos, pero siempre el resultado será el mismo. Nosotros elegimos este orden porque es el más se ajusta a las leyes de la genética.

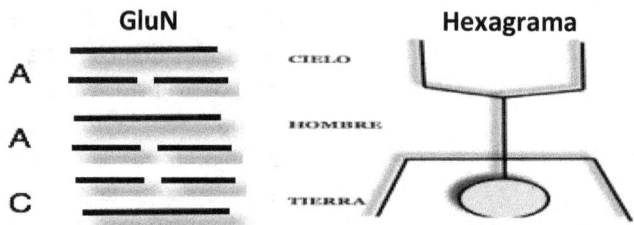

Ahora vamos a dividir el hexagrama en dos tripletes para así definir el vaso maravilloso que actuará en la apertura de esta codificación.

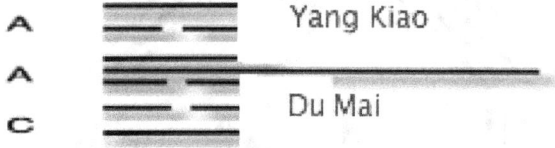

Ahora tendremos que leer el hexagrama, para ello, nos iremos al Pa Kua y leeremos de abajo arriba, por ello el primer triplete será Du Mai, y el siguiente Yang Kiao

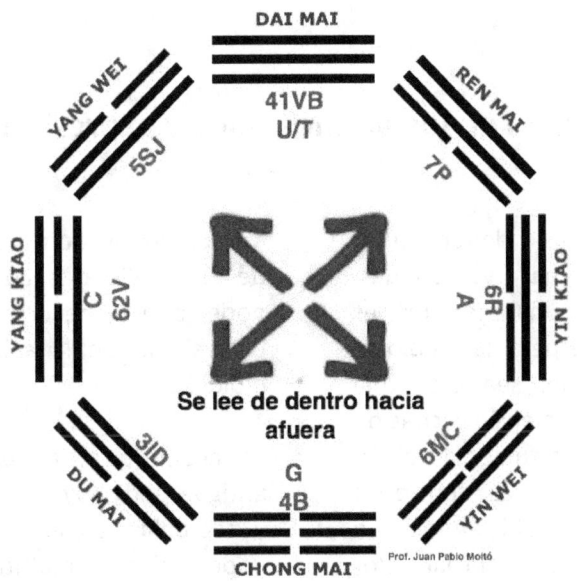

Resumen de los codones:

Ala	GCU, GCC, GCA, GCG	Leu	UUA, UUG, CUU, CUC, CUA, CUG
Arg	CGU, CGC, CGA, CGG, AGA, AGG	Lys	AAA, AAG
Asn	AAU, AAC	Met	AUG
Asp	GAU, GAC	Phe	UUU, UUC
Cys	UGU, UGC	Pro	CCU, CCC, CCA, CCG
Gln	CAA, CAG	Ser	UCU, UCC, UCA, UCG, AGU, AGC
Glu	GAA, GAG	Thr	ACU, ACC, ACA, ACG
Gly	GGU, GGC, GGA, GGG	Trp	UGG
His	CAU, CAC	Tyr	UAU, UAC
Ile	AUU, AUC, AUA	Val	GUU, GUC, GUA, GUG
START	AUG	STOP	UAG, UGA, UAA

RECORDEMOS:

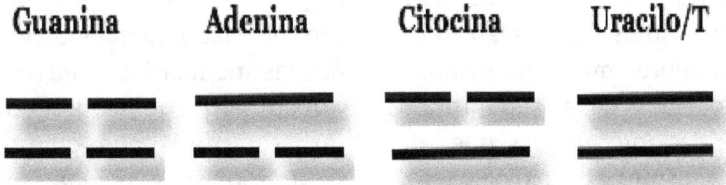

Una base es codificada por un bigrama. Un aminoácido por tres bigramas formando el hexagrama que equivale al codón.

Ahora vamos a exponer los aminoácidos, sus funciones, y sus estímulos emergentes.

Modulación basada en los aminoácidos y expresión génica asistida.

Las medicinas denominadas *biológicas* son muchas y variadas. Podemos decir que una medicina es biológica cuando respeta la fisiología propia del organismo, sea este una bacteria o un homo sapiens. Muchas de las drogas sintéticas actuales de algún modo se imponen a las funciones biológicas naturales, obligándolas a expresarse de modo artificial. Por ejemplo, cuando administramos un inhibidor de la receptación de serotonina, de algún modo estamos invadiendo el normal funcionamiento del botón sináptico, generando sin la menor duda síntomas iatrogénicos, fenómeno que no sucede si por ejemplo **administramos triptófano**, que es el precursor de la serotonina. En el caso hipotético de que faltase se puede sintetizar, siempre atendiendo a las necesidades intrínsecas del propio sistema auto-regulatorio.

En general podemos distinguir dentro de las miradas biológicas las intervenciones **externas** y las **internas**, siendo las externas las que a través de distintos mecanismos estimulan el sistema Psiconeuroinmunoendocrino. Este es el caso este el de la acupuntura entre otros. Y las internas, las que a través de «sustancias biológicas» actúan de igual modo sobre la red, pero por otras vías moleculares.

En este tratado voy a hablar de las dos vías, para posteriormente poder enlazarlas y hacerlas converger en una terapia innovadora que aúne lo mejor de las dos ciencias, con el fin último de poder aportar recursos terapéuticos al profesional de la salud integrativa y biológica.

La acupuntura, es una ciencia muy antigua pero hoy en día esta renovada y actualizada al más alto nivel. Podemos ver multitud de estudios científicos en revistas indexadas de gran impacto que así lo atestiguan. Mi objetivo será explicarles cómo la acupuntura puede unirse a la terapia molecular y así poder sumar fuerzas que normalicen el sistema Psico-Neuro-Inmuno-Endocrino. Y también al revés, cómo desde una medicina biológica se puede sumar estímulos externos que aumenten la acción terapéutica.

La acción de la acupuntura, como expondré a continuación, puede modular el sistema (PNIE) a través de estímulos en diferentes puntos de acupuntura, que vamos a estudiar a continuación.

Por otro lado, también voy a centrarme en las modulaciones *internas*. Por ello lo primero que tendré que hacer es explicar mejor qué quiero decir con *sustancias que actúan sobre la red PINE*. Hoy debemos saber, o por lo menos eso intuyo, que existen dos familias generales de drogas:

a) aquellas que una vez ingeridas, el cuerpo y todo el intrincado sistema molecular se ve obligado a reaccionar según los designios de la sustancia administrada, como sucede por ejemplo con los antidepresivos, y

b) aquellas que se suministran al cuerpo y este las puede o no utilizar, ejemplo de ello es la administración de sustancias biológicas como pueden ser los **aminoácidos,** o ciertas vitaminas, donde el cuerpo las absorbe y las utiliza si lo desea o no, pero sobre todo son drogas que no se imponen al sistema, pues son o deben ser constitutivas del mismo.

Cuando digo «las utiliza o no» me refiero a que, si se administran, el organismo las podrá utilizar libremente en aquello que él y solo su sistema necesite.

La Terapéutica Biológica, o celular, será pues un método terapéutico cuyo objetivo es la mejoría o curación del paciente usando sustancias de alto poder vital *que será utilizado por las células en disfunción para promover su reparación, revitalización y/u optimización funcional.*

Los preparados usados por lo general son obtenidos por sustancias naturales, lo que se suele llamar «compuesto biológico», plantas, animales etc...

En general podemos decir que:

a) No es el fármaco biológico el que produce en definitiva el efecto terapéutico en el órgano o tejido en disfunción, sino que es el organismo receptor el que, intermediando su incorporación, se modifica («perfecciona») a sí mismo, concretando a partir de ello la pretendida curación.

b) El fármaco biológico no tiene *per se* capacidad para «imponerse» al órgano en disfunción. Sino que, por su naturaleza, solo actúa como arriba señalamos en la medida en que es aceptado e incorporado como propio por el organismo en disfunción.

Antes de seguir y entrar en el tema, me gustaría explicar el porqué considero esta terapia basada en los aminoácidos como una herramienta a discurrir por los acupuntores, para ello me explicaré como la conocí y dónde vi el potencial:

Estando en Argentina impartiendo mis cursos de Psiconeuroacupuntura, mi delegada la Lic Mariana Colabianchi me invito a que me reuniera con el Dr Gustavo Countri y el Dr Guillermo Báez, el primero Bioquímico y técnico del laboratorio Villar y el segundo especialista en Inmunogenética. Aquella tarde mantuvimos una conversación sobre los temas que nos interesaban en el hotel Colonial, mí centro de operaciones en Argentina, y de aquellas conversaciones surgió la invitación para participar en el congreso de Endocrinología y Medicina Biológica que se organizó por el Laboratorio Sonamex en México, ahí fue donde realmente los tres estrechamos una amistad que dura hasta la fecha.

Lo importante de todo esto fue el darnos cuenta de que a la inmunología de algún modo le hacía falta el enfoque de la acupuntura para el tratamiento y control del paciente inmunológico. Y a la acupuntura, el hecho de entender que en el mundo de la patología autoinmune, si bien puede controlar los procesos agudos, la eliminación del TAN se ve impedido por la naturaleza del mismo proceso biológico que lo mantiene, el cual no puede regular por razones obvias.

Mis primeros trabajos en este área fueron en el mundo de la inmunología, de ahí surgió mí obra "Acupuntura e inmunología" (2015), posteriormente se fueron desviando a otras áreas, y en la actualidad derivan en el estudio de la modulación del organismo a través de peptonas de bajo peso molecular.

Sin embargo, estas peptonas están hechas de cadenas de aminoácidos, y estas cadenas como sabemos están codificadas en el Jing, es importante saber que para tener una buena expresión génica, sin la menor duda deberemos contar con todos los aminoácidos necesarios para la síntesis de dicha proteína.

Antes de seguir, permitan comentar otro hito de mi experiencia en esta propuesta, esta vez en el Congreso de Aguascalientes, (México) 2018 Congreso de Mundial de Medicina Alternativas, en el cual tuve el placer de participar con la ponencia: **Acupuntura Inflamación y conducta**.

En este congreso es donde conocí al Ing. Dr Edgar de Jesús Arroyo González, quien nos explico como a través de la administración especifica de aminoácidos en enfermedades concretas se podía mejorar el estado del paciente. Para ello expuso un caso bastante significativo de un niño que estaba prácticamente paralizado, él y su equipo consiguieron mejorar de forma espectacular su estado, a través de un cóctel específico de aminoácidos. Por tanto recomiendo que investiguen estos trabajos.

Esto me llevo a la inevitable idea: se pueden unir en tratamiento la administración de aminoácidos y/o Peptonas para revertir procesos patológicos.

Sin la menor duda, esto es posible. Y, es más, se puede estimular sinérgicamente al organismo de forma epigenética con marcadores somáticos. Es evidente que esto es posible como hemos visto con varios estudios, el tema ahora es exponer qué aminoácidos son estimulados con qué marcadores somáticos, ¿cómo vamos a poder estimular el sistema PNIE?

Es aquí donde esta nuestra propuesta. A continuación, vamos a ir presentando aminoácido a aminoácido y lo vamos a presentar junto a los marcadores somáticos que lo estimulan dentro de su marco funcional.

METIONINA

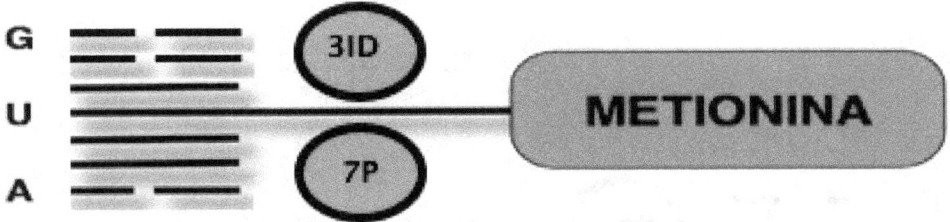

NATURALEZA: esencial. Apolares. Activa el Ren Mai y cierra Du Mai.

Junto con la cisteína la metionina son los aminoácidos más ricos en Azufre.

La Metionina Interviene en la síntesis de:
- Cisteina
- Carnitina
- Taurina
- Lecitina
- Multitud de fosfolípidos.

FORMULA:

7P – 3ID Actúan en sinergia con la toma de Metionina. (Quiere decir que la combinación de estos puntos se debe hacer junto con la administración de Metionina) pues su estímulo no puede sintetizarla por ser un aminoácido esencial. (Entendemos que lo que quiero decir es que al ser la metionina un aminoácido esencial, el estímulo de forma aislada no consigue que el organismo la sintetice)

La Metionina es un antioxidante de gran alcance debido a los niveles de azufre que contiene, lo que evita trastornos del cabello, piel y uñas, ayuda a la descomposición de las grasas, asistiendo así a prevenir la acumulación de grasa en hígado y arterias, que pueden obstruir el flujo sanguíneo a el cerebro, el corazón y los riñones. Interviene en desintoxicarnos de agentes nocivos como el plomo y otros metales pesados.

Aspectos dietéticos:

En las semillas de sésamo podemos encontrar niveles bastante altos de metionina, al igual que en nueces brasileñas, pescado, carne y otras semillas de plantas. Existen numerosas frutas y vegetales que apenas contienen metionina en pequeñas cantidades. La mayoría de las legumbres, tienen una cantidad muy baja de metionina.

Las semillas de sésamo, sobre todo el negro, resultan un gran estimulador de yin sistémico. Como vemos, las funciones de la metionina serán fortalecedoras del yin sistémico.

Acciones cruzadas:

Al ser precursor de la cisteína, interviene en el Sistema Inmunológico a través de las inmunoglobulinas G. Y sobre la regulación de la insulina.

TRIPTOFANO

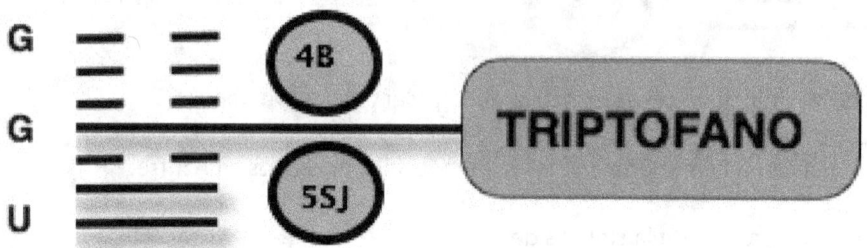

NATURALEZA: Esencial. Apolar. Activa Yang Wie y se cierra con el Chong Mai.

Interviene en la síntesis de la serotonina. La serotonina es un neurotransmisor que media los procesos del sueño y del placer, junto con la melatonina que es otro neurotransmisor.

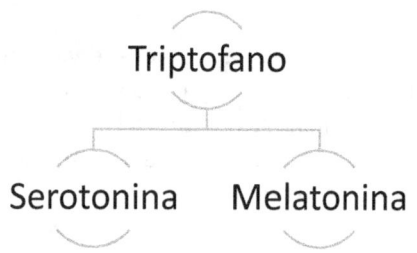

Este aminoácido es esencial para el buen funcionamiento de la glándula pineal, que es la que sintetiza la melatonina. Es la glándula maestra de todo el sistema PINE. Así pues, justo con la serotonina este aminoácido es un gran equilibrador de todo el sistema Psiconeuroinmunoendocríno.

La glándula pineal es una estructura relevante y vinculada a diversas situaciones. Formando parte tanto del sistema nervioso como del sistema endocrino, su funcionamiento básico es la emisión de diversas hormonas que estimularán diferentes núcleos cerebrales y de otros sistemas del cuerpo. Concretamente podemos establecer que algunas de **las principales funciones de esta estructura son las siguientes**. (Kendel 2001. Triglia 2016)

- Regula biorritmos
- Desarrollo y maduración
- Comportamiento sexual
- Emoción y felicidad
- Pigmentación

Esta conjunción de puntos de acupuntura más la toma de triptófano será muy interesante también en procesos inflamatorios crónicos.

Aspectos dietéticos.

Lo vamos a encontrar en:

- Carne (sobre todo pavo y pollo) y pescado azul (salmón, atún…).
- Huevos, sobre todo en la yema.
- Lácteos.
- Plátano/banana, piña, aguacate y ciruela. Berros, espinacas, remolacha, zanahoria, apio, alfalfa, dátiles, brócoli.
- Frutos secos (almendras, nueces, pistachos, anacardos…). Aportan cantidades interesantes de magnesio y omega-3.
- Chocolate negro.
- Cereales (en especial integrales, arroz y avena). Aumentan la secreción de insulina que favorece la transformación de triptófano en serotonina.
- Semillas (sésamo, calabaza, girasol y fenogreco).
- Legumbres (garbanzos, lentejas, habas, soja…) que además aportan B1, B3, B6, B9 y magnesio.
- Levadura de cerveza.
- Alga espirulina.
- Para la buena síntesis y funcionamiento del triptófano se requiere buenos niveles de vitamina B6 y Magnesio.

FORMULA:

5SJ – 4B. Esta formula junto con la administración de triptófano (recuerden es esencial) generara una relajación general, ayuda a aliviar el insomnio induciendo el sueño normal, reduce la ansiedad y la depresión y estabiliza el estado de ánimo. Ayuda en el tratamiento de la migraña, ayuda a que el sistema inmunológico funcione correctamente.

El Triptófano ayuda en el control de peso mediante la reducción de apetito, y aumenta la liberación de hormonas del crecimiento.

GLICINA

Glicocol

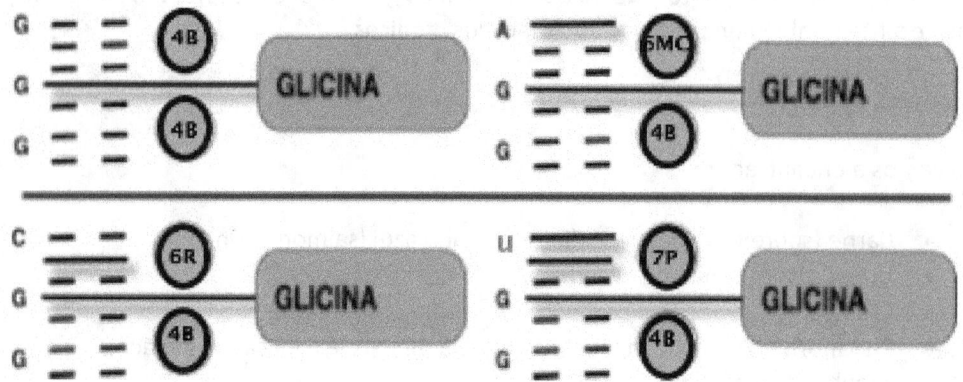

NATURALEZA. Polar sin carga. No esencial (Serina). Activa Chong Mai, y cierra Yin Wei, Yin Kiao y Ren Mai. Es un aminoácido de cuatro presentaciones.

Presente en multitud de procesos proteicos.

La glicina tiene una doble función:

1. Es un **neurotransmisor inhibidor**, actuando sobre unos receptores específicos del tronco cerebral, médula y retina.
2. Es un **neurotransmisor excitotóxico**, que actúa modulando el receptor de N-metil-D-aspartato (NMDA) en la corteza cerebral. Este receptor de NMDA interviene activamente en el desarrollo del sistema nervioso, plasticidad cerebral y también en procesos degenerativos.

La glicina tiene un receptor (distinto de los receptores para el GABA) que además puede unir β- alanina, taurina, L-alanina, L-serina y prolina. No se activa con GABA. Un antagonista es el alcaloide estricnina que bloquea la glicina y no interacciona con el sistema del GABA. Aumenta la conductancia para el cloro (parecido al receptor de la glicina al GABA-A).

La glicina puede ser sintetizada por el organismo a partir de la Serina, por ello se le clasifica como un aminoácido no esencial.

Se ha descrito que posee efectos citoprotectores, antiinflamatorios e inmunomoduladores. Su efecto antiinflamatorio depende de la activación de un canal iónico de cloro receptor de glicina. Se está estudiando si la glicina puede ser útil en el tratamiento de la hipertensión que acompaña al síndrome metabólico (Ivanov. 1982)

La glicina convierte la glucosa en energía.

Entre sus funciones vamos a destacar la que ver con **convertir la glucosa en energía** y así quemarla, a la vez que nos ayudará a reponer y regenerar los tejidos corporales.

Esto hace de este aminoácido un básico para los los deportistas. Junto a esto hay que tener en cuenta una función esencial ,que es la de incrementar la producción y los niveles de creatina del organismo, haciendo que los músculos tengan mucha más potencia y mantengan unas fibras en perfecto estado a todos los efectos. Es un reparador de tejidos.

Pero no solo sirve para conseguir unos tejidos fuertes, sino que además es un buen **reparador** de los mismos cuando se han dañado. La Glicina es necesaria para la síntesis de colágeno y más de 15 gramos diarios deben ser suministrados por la dieta diaria. Es un aminoácido muy anabólico (yin) ,es por ello por lo que en las dietas vegetarianas a veces podemos ver la dificultad en el desarrollo de la musculatura por estas deficiencias, siempre que la dieta vegetariana esté mal confeccionada.

Aspectos dietéticos.

Todos los alimentos de origen animal lo contienen: pescado, las carnes, los lácteos, el queso. También lo podemos encontrar en alimentos vegetales, y aunque si es cierto que existen menos que lo contienen, podemos ver algunos como las espinacas, las legumbres, la soja, el pepino o la col que la contienen en altas cantidades.

FORMULA:

4B = 6R -7P – 6MC. Al ser un aminoácido no esencial, no hace falta aparejar la punción con la toma del aminoácido para así potenciar su acción. Esta formula es sin duda muy interesante en deportistas, pues ayuda a mejorar su rendimiento, sobre todo a nivel de desarrollo de masa muscular. Potencia el desarrollo de los tejidos y es muy anabólica ,por ello es una fórmula muy yin en este sentido. Ideal en fases de caquexia.

Ayuda a generar Qi y así potenciar los cuadros de Xu Qi sistémicos por su acción con la glucosa, potencia la acción del bazo (transporte y transformación). Es una gran fórmula para recuperar pacientes que hayan tenido largos periodos de convalecencia.

Por otra parte, esta formula es inmunomoduladora, esto será muy interesante cuando se administren lisados de bajo peso molecular. Creo que este punto es muy importante, pues las enfermedades autoinmunes son hoy en día por desgracia bastante comunes, por este motivo voy a dedicar un capítulo entero a esta fórmula y al enfoque inmunomodulador con peptonas (proteínas de bajo peso molecular).

SERINA

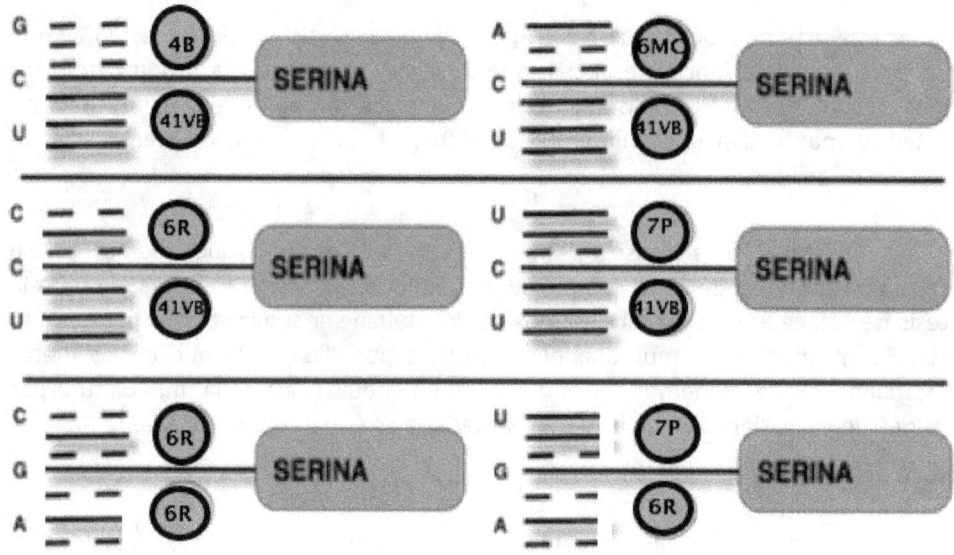

NATURALEZA. Polar sin carga. No esencial (Serina). Activa Yin Kiao, Dai Mai y cierra, Ren Mai, Chong Mai y Yin Wie. Es un aminoácido de seis presentaciones.

La serina puede convertirse en el aminoácido glicina, mediante una importante reacción reversible. La serina es precursora de otros aminoácidos y otros compuestos importantes (glutation, purinas y pirimidinas). Es indispensable en la formación de fosfolípidos y fosfoglicéridos, compuestos de gran importancia metabólica, especialmente para el cerebro.

La L-serina, forma común de este aminoácido, puede transformarse en **D-serina**, que, al igual que **la glicina**, es un neuromodulador del (NMDA), receptor del neurotransmisor glutamato, que está implicado en el desarrollo del SN y de la plasticidad cerebral y neurodegeneración. La D-serina está presente especialmente en el período perinatal en el cerebro.

Aspectos dietéticos:

Origen animal: Carnes. Pescados. Lácteos. Huevos.
Origen vegetal: Vegetales. Legumbres. Arroz integral. Semillas. Cereales integrales.

Este aminoácido junto con la compleja fórmula citada será un precursor del buen funcionamiento del cerebro, así como la síntesis de la generación del Jing, por mediar la formación de purinas y pirimidinas.

FORMULA:

6R – 41VB = 7P – 4B – 6MC. Como sabemos es un aminoácido no esencial, es por ello por lo que esta fórmula no hace falta aparejarla con la toma del aminoácido. Es una formula que estimulara la expresión génica. Por otro lado, potencia el mar de la médula.

CISTEINA

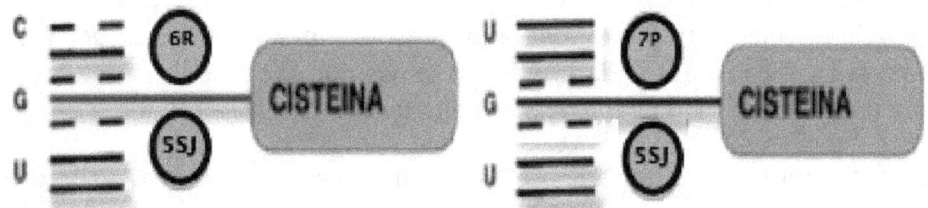

NATURALEZA. Polar sin carga. No esencial (Metionina). Activa Yin wie y Dai May, y cierra Yin Kiao y Ren Mai. Cierra, . Es un aminoácido de dos presentaciones.

Es un gran aminoácido que interviene en la construcción de piel, uñas y pelo. (Queratina). Gran acción a nivel de potenciar acciones enzimáticas, inmunoglubulinas B, e insulina. Tiene grandes propiedades antioxidante.

Aspectos dietéticos:

La cisteína se encuentra la mayoría de los alimentos con alto contenido proteico, como son: Recursos animales: cerdo, carne embutida, pollo, pavo, pato, fiambre, huevos, leche, requesón, yogur. Recursos vegetales: pimientos rojos, ajos, cebollas, chayote, brócoli, col de Bruselas, muesli, germen de trigo.

FORMULA:

5SJ = 6R – 7P. Esta fórmula se podrá usar siempre que queramos estimular la piel, el crecimiento de tejidos que tengan que ver con la queratina.

TIROSINA

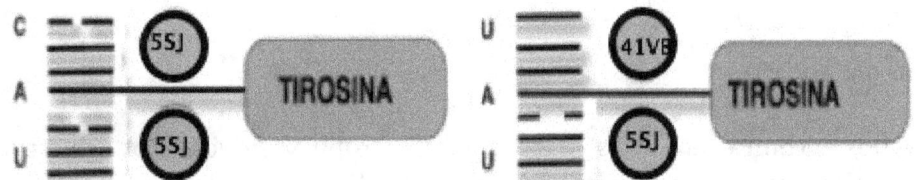

NATURALEZA. Polar sin carga. No esencial (Fenilalanina). Activa Yang Wei. Cierra, Dai Mai. Es un aminoácido de dos presentaciones.

Actúa como precursor de muchas otras moléculas más pequeñas, con funciones biológicas muy interesantes, ya que es un precursor de las hormonas de la tiroides y las catecolaminas (adrenalina, dopamina, noradrenalina) y de la melatonina.

Tenemos que saber que cuando un paciente esta en Shi de yang de hígado será muy interesante suministrar este aminoácido, y en consecuencia la fórmula adecuada, para que no genere la fase de desgaste, típica de los procesos crónicos de estrés. Obvio que deberíamos de reducir el yang (estrés), sin embargo, a veces no es tan sencillo y el sujeto esta sometido a una carga alostática fuerte. Es pues necesario reforzar el sistema, pues el Shi de Yang de Pulmón, Hígado y Corazón (simpático) es mediado por la activación del eje hipotálamo-hipófisis-suprarrenal y tiroideo, que a su vez activa dichas sustancias. Por otro lado, la dopamina es el neurotransmisor de la motivación, que es propia del elemento Fuego, que aún manifiesta más esta necesidad. Y como hemos señalado, si hablamos de la tiroides, veremos que el shi de yang de hígado es un precursor de la activación también del eje hipotálamo-hipófisis-tiroideo.

La tirosina se utiliza terapéuticamente en algunos casos de depresión y estrés. También se usa en pacientes esquizofrénicos, ya que se ha visto que en estas personas el transporte de tirosina en los fibroblastos de la piel es más reducido.

Catecolaminas.

Una parte del acetoacetato y del fumarato metabolizado a partir de tirosina que no se ha utilizado para la síntesis de proteínas se utiliza para obtener las catecolaminas mediante las etapas siguientes:

1. Hidroxilación de la tirosina a partir de una enzima llamada tirosina hidroxilasa, la cual también precisa la biopterina como cofactor. Se obtiene dihidroxifenilalanina, más conocida como DOPA.
2. Descarboxilación de la DOPA mediante la DOPA descarboxilasa, da lugar la dopamina.
3. En la médula suprarrenal se convierte la dopamina en noradrenalina mediante una reacción de hidroxilación donde actúa la dopamina β-hidroxilasa.
4. También en la médula suprarrenal se convierte la noradrenalina en adrenalina.

Las catecolaminas son conocidas por su regulación de los estados de ánimo. Se ha observado que en niveles bajos de catecolaminas las personas tienden a sufrir ansiedad y depresión. Y veremos que normalmente pueden estar así después de largos periodos de shi de yang simpático, no por shi de yang parasimpático (Bazo y Riñón)

Aspectos dietéticos:

La podemos encontrar en: algas marinas, claras de huevo, queso Cottage, salmón, calabaza , carne de cerdo, hojas de mostaza, pollo, búfalo, bacalao, atún, semillas de sésamo, habas de riñón, espinaca, aguacate, plátano.

FORMULA:

5SA = 41VB. Esta fórmula será de gran interés para amortiguar los shi de yang simpático, y así poder modular la carga alostática por shi.

TREONINA

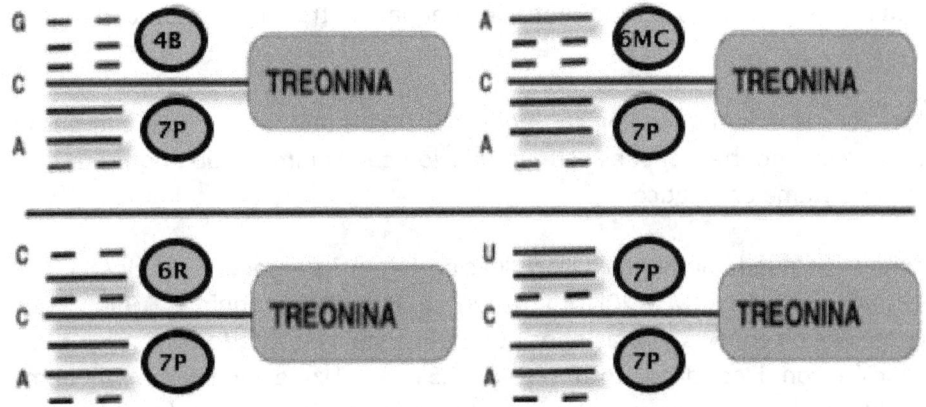

NATURALEZA. Polar sin carga. Esencial, Activa Ren Mai y cierra Yin Kiao, Chon Mai y Yin Wei. Es un aminoácido de cuatro presentaciones.

Es un aminoácido muy interesante para eliminar la grasa, sobre todo la que se deposita en órganos como el hígado. En esta función actúa junto con: la metionina y el ácido aspártico. También es interesante en la formación del esmalte de los dientes, colágeno y elastina. Y ayuda a mantener la cantidad adecuada de proteínas en el organismo.

Aspectos dietéticos:

Los alimentos ricos en l-treonina incluyen carne de res magra, soja, carne de cerdo, pollo, hígado, quesos, mariscos, nueces, semillas, frijoles y lentejas,

FORMULA:

7P = 6R – 6MC – 4B. Interesante fórmula para eliminar el TAN depositado en el GAO.

ALANINA

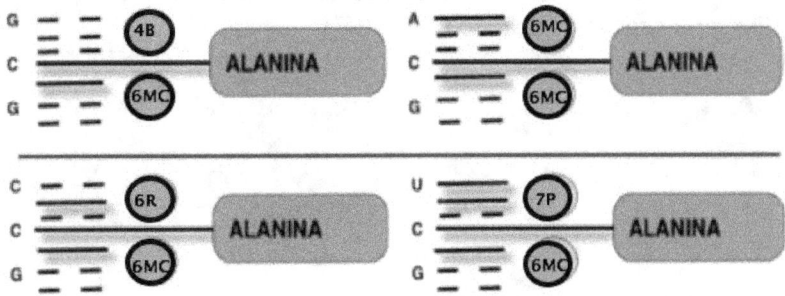

NATURALEZA. Apolar. No esencial, Activa Yin Wei y cierra Ren Mai, Yin Kiao y Chong Mai. Es un aminoácido de cuatro presentaciones.

La alanina se encuentra en grandes concentraciones en el plasma sanguíneo e interviene de forma muy importante en el metabolismo de la glucosa. Esta glucosa ya está lista para ser utilizada como fuente de energía en otros tejidos como el músculo o el cerebro.

Fortalece el sistema inmunológico mediante la producción de anticuerpos. Esta función es muy importante, pues esta en relación con la inmunidad adquirida, medida por todo el sistema energético.

La moxibustión puede aumentar la producción de anticuerpos en conejos, utilizando para ello los puntos 14DM y 20DM (Yuzheng Z. Ruiying Y. Yaquin Z. 1990). Trabajos muy parecidos en conejos y ratas a los que se les había inyectado un antígeno, tras la estimulación con Electroacupuntura (EA) (1,5V 3`3 Hz) evidenciaron un aumento constatable de la tasa de anticuerpos en los ganglios linfáticos, a los 8 días tras la estimulación. También estos mismos autores lo evidenciaron lo con perros (Hashimoto T, 1977. Shenxi Prov Xian Sch, 1959). Sería pues muy interesante poder llevar a cabo un trabajo de investigación utilizando la fórmula propuesta y la administración de alanina en experimentos similares para ver si la tasa de síntesis de anticuerpos es superior.

Protege contra la acumulación de sustancias tóxicas que se liberan en las células musculares cuando la proteína muscular se descompone rápidamente para satisfacer las necesidades de energía, como lo que sucede con el ejercicio aeróbico.

Aspectos dietéticos.

En general, las proteínas de la carne de vacuno, cerdo, pescado, huevos y productos lácteos son ricas en Alanina.

Formula:

6MC = 6R – 7P – 4B. Sin la menor duda esta formula será muy interesante en la síntesis de anticuerpo, para los procesos inmunológicos (Yin Wei) no tanto del (Yan Wei).
Por otro, lado esta misma formula será interesante en procesos que el paciente requiera optimizar los recursos de glucosa.

ARGININA

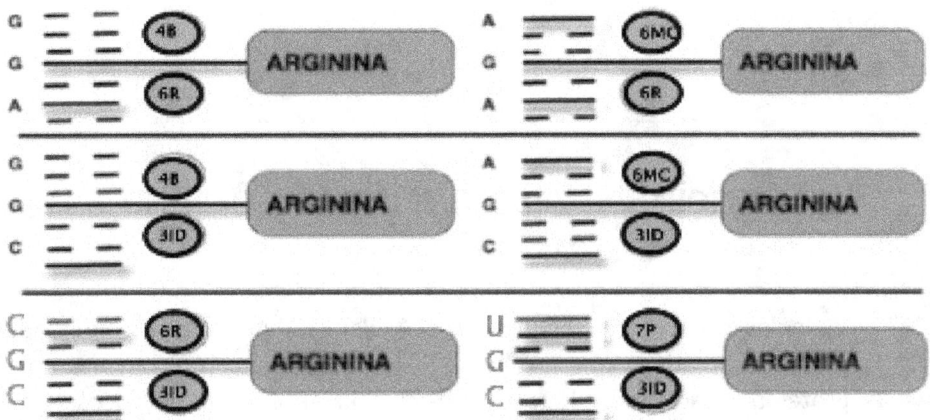

NATURALEZA. CATIÓNICOS. Esencial, Activa Du Mai y Yin Kiao y Cierra Ren Mai, Chong Mai, Yin Wei. Es un aminoácido de seis presentaciones.

Esta fórmula junto con la administración del aminoácido será muy interesante en el ámbito de la fecundación, pues dirige la xue a los órganos genitales, útil en el patrón del útero frio en las mujeres y bajo recuento de espermatozoides en los hombres, por otro lado, potencia la erección, precisamente por el aporte de Xue a los órganos genitales.

Por otro lado, refuerza la inmunidad basada en e yin wei, esto hace que sea interesante en los procesos tumorales, pues mejora la actividad de las células T.

Esta fórmula por otro lado, junto con la arginina, ayuda en la desintoxicación del hígado neutralizando el **amoniaco**. (También está muy indicada en pacientes alcohólicos)

Facilita la acción del eje somatotrófico la liberación de la hormona del crecimiento, crucial para el "crecimiento óptimo" músculo y la reparación de tejidos.

Aspectos dietéticos.

Entre los alimentos ricos en arginina se incluyen las carnes de cerdo, res, pollo, el pavo, los derivados lácteos, o los mariscos y los pescados como el atún, el salmón, la trucha, las anchoas en conserva.

<u>Formula:</u>

3ID – 6R = 7P – 6MC – 4B. Fórmula muy útil en el estímulo del Sistema inmunológico adquirido (Yin Wei) y para el estímulo de la fecundación.

Aminoácidos ramificados BAACs

```
        BAACs
    ┌─────┼─────┐
 Leucina Isoleucina Valina
```

Los **BCAAs** (en inglés Branched - Chain Amino Acids) son Aminoácidos de Cadena Ramificada y están formados por tres aminoácidos esenciales: Leucina: estimula la síntesis de proteína muscular. Isoleucina: estimula la absorción de glucosa en las células. Valina: previene la fatiga mental y física.

La combinación de estos tres aminoácidos compone casi la tercera parte de los músculos y tienen como principal función la síntesis proteica, servir como fuente de energía para músculos y órganos, así como la de ser precursores de otros aminoácidos, como la alanina y la glutamina en estados catabólicos.

Durante la realización de actividad física la concentración de BCAAs en el plasma se incrementa durante las primeras fases, para posteriormente ir disminuyendo al ser consumidas por el músculo. Es por ello por lo que esta fórmula de acupuntura y la toma de BAACs será muy importante para las personas que quieran conseguir masa muscular. La velocidad de su descenso depende directamente de la intensidad del ejercicio.

El catabolismo destruye el músculo esquelético generando un balance de nitrógeno negativo y los aminoácidos ramificados son capaces de detener esta proteólisis y favorecer la síntesis proteica, por esta razón los aminoácidos de cadena ramificada se emplean frecuentemente en nutrición deportiva o en el tratamiento de personas que han sufrido quemaduras.
Es interesante saber que, cuando se reducen los niveles de aminoácidos ramificados suelen incrementar los niveles de serotonina en el cerebro como consecuencia de niveles elevados de triptófano (aminoácido precursor de serotonina). El triptófano y los BCAAs compiten por el mismo transportador, por lo que se especula que un aporte extra de BCAAs puede reducir los niveles de serotonina y ayudar a retrasar la fatiga.

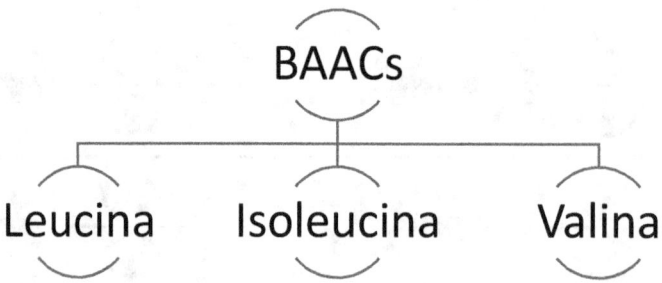

Leucina   Isoleucina   Valina

LEUCINA

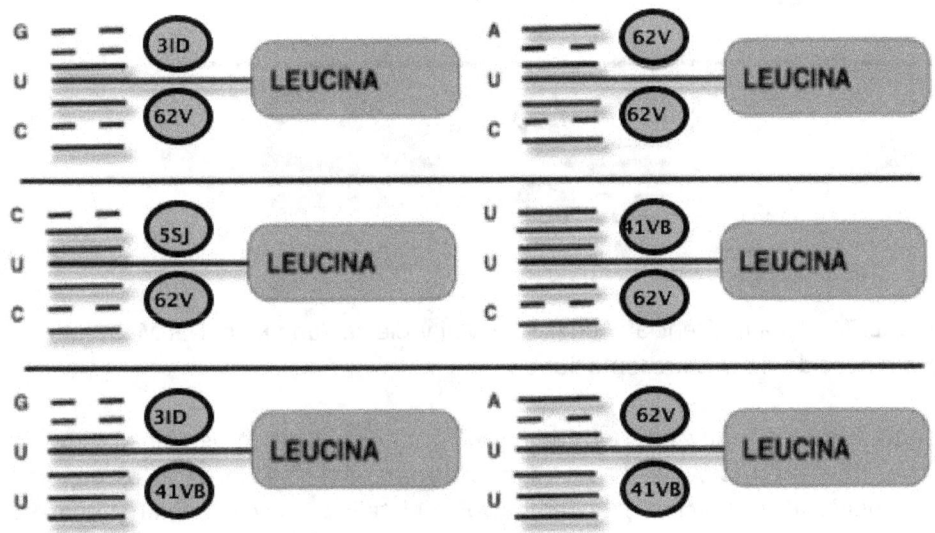

NATURALEZA. Apolar. Esencial, Activa Dai Mai y Yang Kiao y Cierra Du Mai, Yang Wei. Es un aminoácido de seis presentaciones.

La leucina interactúa con los aminoácidos isoleucina y valina para promover la cicatrización del tejido muscular, la piel y los huesos y se recomienda para quienes se recuperan de la cirugía. Este aminoácido reduce los niveles de azúcar en la sangre y ayuda a aumentar la producción de la hormona del crecimiento.

Aspectos dietéticos.

Todos los alimentos proteicos contienen leucina en mayor o menor medida, pero los productos lácteos (suero de la leche, queso, yogur, etc.) se consideran especialmente ricos en este aminoácido ramificado. También se consideran buenas fuentes las carnes, el pescado, el huevo y las legumbres.

<u>Formula:</u>

41VB – 62V = 3ID – 5SJ. Fórmula especifica para el desarrollo de la masa yin.

ISOLEUCINA

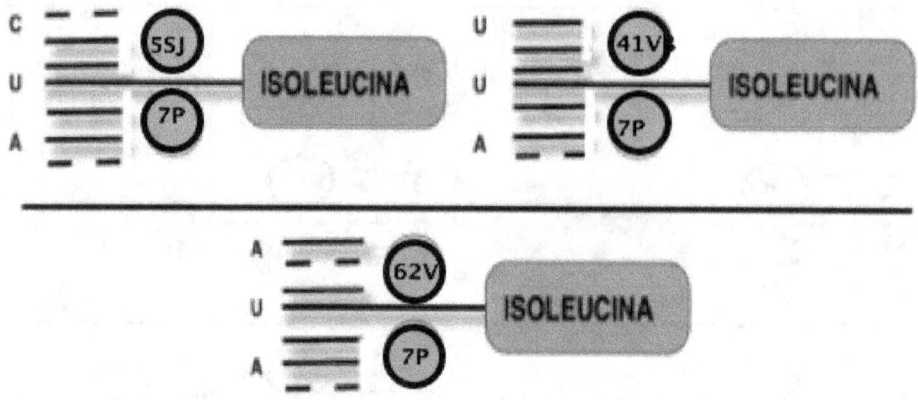

NATURALEZA. Apolar. Esencial, Activa Ren Mai y Cierra Yang Kiao, Dai Mai y Yang Wei. Es un aminoácido de tres presentaciones.

Este aminoácido es muy interesante en la formación de hemoglobina, estabiliza y regula el azúcar en la sangre y los niveles de energía. Valioso para los deportistas porque ayuda a la curación y la reparación del tejido muscular, piel y huesos. La cantidad de este aminoácido se ha visto que es insuficiente en personas que sufren de ciertos trastornos mentales y físicos.

Aspectos dietéticos.

Este aminoácido se encuentra en los alimentos ricos en proteínas: carne, pescado, huevos y productos lácteos.

Fórmula:
7P = 62V – 5SJ – 41VB

VALINA

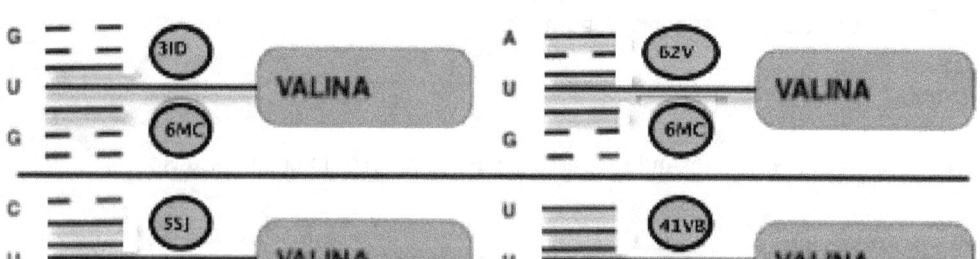

NATURALEZA. Apolar. Esencial, Activa Du Mai y Yin Wei cierra Dai Mai, Yang Wei y Yang Kiao. Es un aminoácido de cuatro presentaciones.

La Valina es necesaria para el metabolismo muscular y la coordinación, la reparación de tejidos, y para el mantenimiento del equilibrio adecuado de nitrógeno en el cuerpo, que se utiliza como fuente de energía por el tejido muscular. Este aminoácido es útil en el tratamiento de enfermedades del hígado y la vesícula biliar, promueve el vigor mental y las emociones tranquilas.

Aspectos dietéticos.

Este aminoácido podemos hallarlo en multitud de alimentos, siempre y cuando estos sean ricos en proteínas, podríamos nombrar a modo de ejemplo los siguientes: arroz, legumbres, frutos secos, leche, harina, huevo, pescado, carne roja, pollo, lentejas, maíz, granos, nueces, queso, vegetales.

<u>Fórmula:</u>

6MC = 5SJ – 41VB – 62V – 3ID.

Aquí tenemos los BAACs:

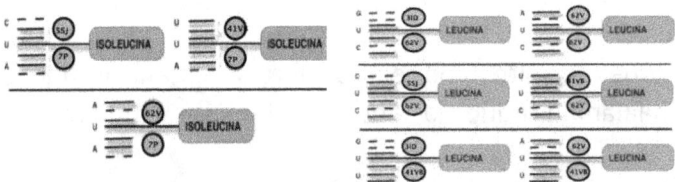

Ahora será interesante hacer una fórmula general para los BAACs.

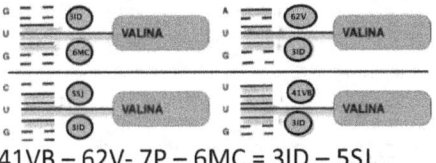

41VB – 62V- 7P – 6MC = 3ID – 5SJ.

Esta fórmula junto con la toma de BAACs será muy interesante para:

Deportistas que quieran aumentar su masa muscular.
- Para pacientes que estén en la fase de recuperación, (caquexia)
- Para fortalecer la Xue.
- Para fortalecer el yin.

FENILALANINA

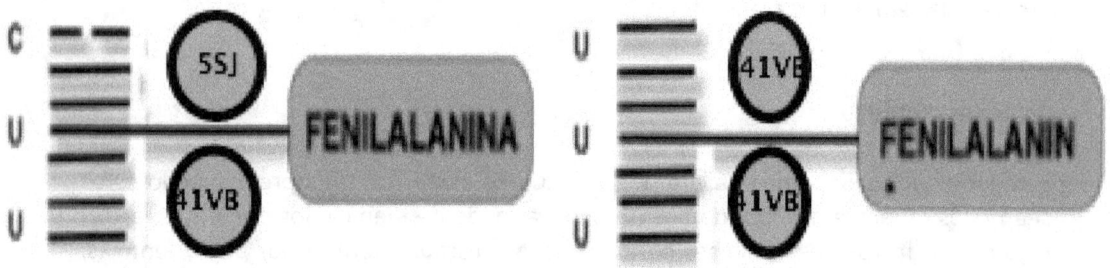

NATURALEZA. Apolar. Esencial, Activa Dai Mai y cierra Yang Wei. Es un aminoácido de dos presentaciones.

Es importante saber que la fenilalanina se puede convertir en tirosina, y en catecolaminas y dopamina. Por otro lado, la Fenilalanina junto con el triptófano controlan la secreción de colecistoquinina y así intervenir en la ansiedad centrada en el apetito.

A nivel analgésico su acción es por que permite bloquear a ciertas sustancias que degradan a las endorfinas y encefalinas, por ello la fenilalanina reduce la sensación de dolor y mejora el ánimo.

Por otro lado, se tiene evidencia que mejora la memoria, el estado de alerta y se asocia a las redes de recompensa, por ejemplo, en el enamoramiento.

Aspecto dietético.

La fenilalanina se encuentra principalmente en alimentos ricos en proteínas, carne, pescado, huevo y productos lácteos. cacahuetes, espárragos, legumbres, levadura de cerveza, soja y algunas plantas ricas en proteínas.

La fenilalanina forma parte del edulcorante aspartamo, por lo que también suele estar presente en alimentos dietéticos, dulces y bebidas refrescantes. Los alimentos que contienen una fuente de fenilalanina deben indicarlo para que las personas que sufren fenilcetonuria puedan controlar su nivel de ingesta de este aminoácido. La fenilalanina se suministra principalmente en tres formas, L-fenilalanina como complemento dietético, D-fenilalanina para el tratamiento de dolor y depresión o DL en una mezcla 50%.

Fórmula:

41VB- 5SJ

ÁCIDO GLUTÁMICO

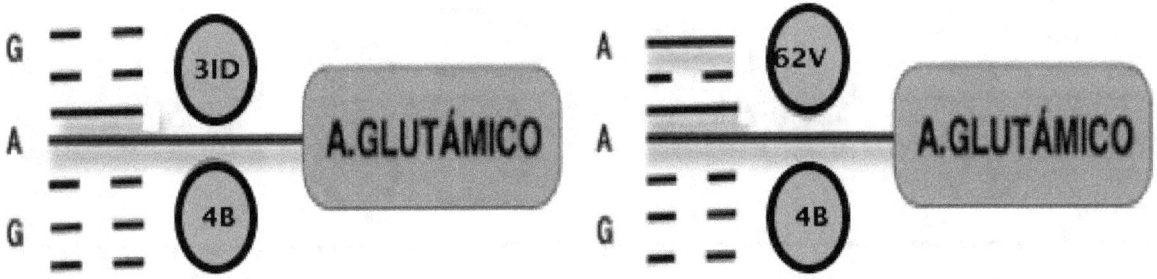

NATURALEZA. Aniónicos. No esencial, Abre Chong Mai y Cierra Yang Kiao y Ren Mai. Es un aminoácido de dos presentaciones.

Es un aminoácido que actúa como precursor de otros muchos: ornitina, prolina, arginina y sobre todo de la glutamina.
Por otro lado, es también precursor de las bases pirimidinicas y purinas, muy interesante en el tema del ADN y ARN.

El Ácido Glutámico actúa como un neurotransmisor estimulante del sistema nervioso central. En conjunción con la vitamina B6 es precursor del GABA y esto es muy bueno para normalizar el yang de hígado.

Sabemos que donde más ácido glutámico hay es en el cerebro, ya que tenemos más de 100 veces que en sangre, actúa como combustible para el cerebro, ayuda a estabilizar los trastornos de personalidad, y es utilizado en el tratamiento de la epilepsia, retraso mental. Interviene en la estimulación de la hormona liberadora de gonadotropina.

Y, por último, interviene en la síntesis de la enzima glutatión y cumple un papel importante en la regulación del equilibrio ácido-base, regula la producción de urea en el hígado y juega un papel fundamental en el mantenimiento y crecimiento celular.

Aspectos dietéticos.

Lo encontramos en carne, pescado, huevo y productos lácteos. Son los alimentos que lo contienen en mayor medida y en semillas.

Fórmula:

4B = 3ID – 62V.

PROLINA

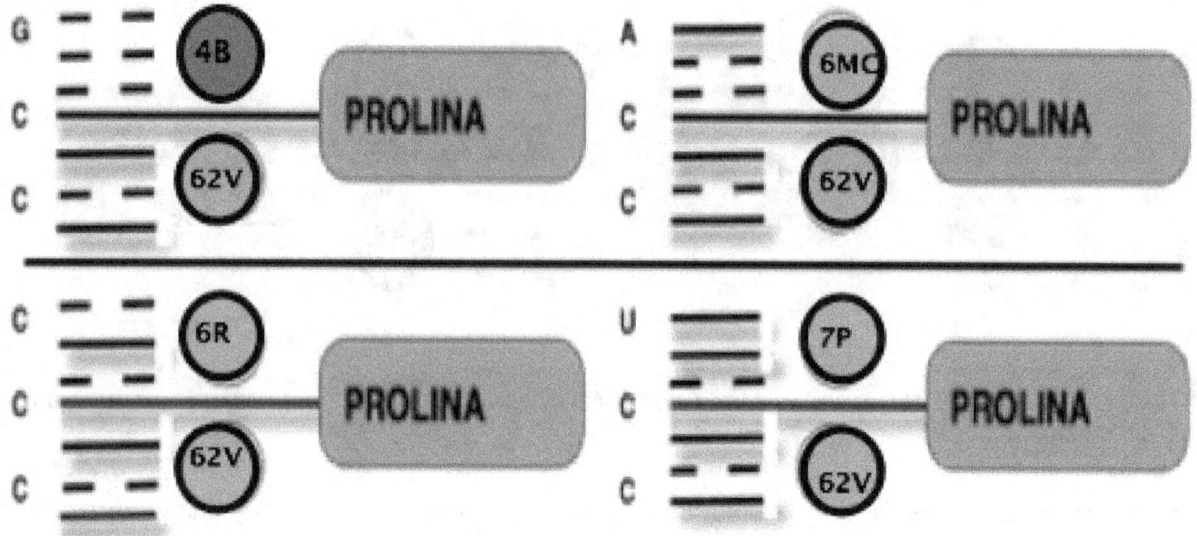

NATURALEZA. Apolar. No esencial, Activa Yang Kiao y Cierra Ren Mai, Yin Kiao, Yin Wei. Es un aminoácido de cuatro presentaciones.

La prolina deriva del ácido glutámico.

Funciones de este aminoácido son mejorar la textura de la piel, ayudando a la producción de colágeno y reducir la pérdida de colágeno a través del proceso de envejecimiento. Además, la Prolina ayuda en la cicatrización del cartílago y el fortalecimiento de las articulaciones, los tendones y los músculos del corazón. La Prolina trabaja con la vitamina C para ayudar a mantener sanos los tejidos conectivos.

Aspectos dietéticos.

La prolina se encuentra en alimentos de origen animal como carnes, pescados, lácteos y huevos. También puede encontrarse en alimentos de origen vegetal como legumbres, semillas, cereales integrales, frutas, frutos secos y vegetales ricos en vitamina c.

Fórmula:

62V = 4B- 6R – 7P – 6MC

ÁCIDO ASPÁRTICO

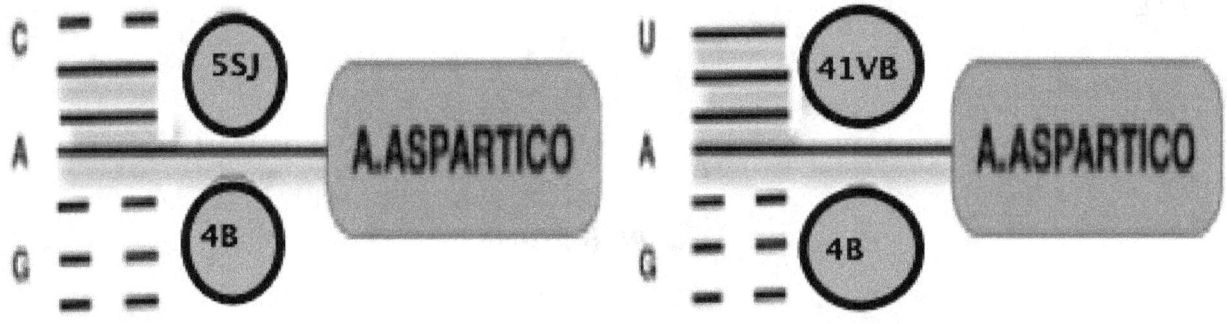

NATURALEZA. Aniónico. No esencial, Activa Chong Mai y Cierra Yang Wei y Dai Mai. Es un aminoácido de dos presentaciones.

El ácido aspártico es importante en la producción y secreción de hormonas como la hormona luteinizante (LH) y la hormona del crecimiento (GH). La hormona luteinizante es el mensajero químico que viaja desde la pituitaria hasta los testículos para estimular la producción de testosterona. El ácido D-aspártico también ha mostrado tener un efecto estimulante en la producción de testosterona en los testículos, aumenta los niveles de testosterona de forma natural y segura hasta en un 42%, mejorando la calidad de vida sexual en los varones.

Protege el hígado, ayudando a la expulsión de amoniaco y se combina con otros aminoácidos para formar moléculas que absorben las toxinas y sacarlas de la circulación sanguínea. Por eso es un buen aminoácido para eliminar también la humedad. El ácido aspártico posee a su vez la capacidad de proteger frente a los efectos dañinos de la radiación.
Este aminoácido participa en funciones del sistema nervioso central, advirtiendo las conexiones cerebrales y el aprendizaje. Asimismo, ayuda a mantener el equilibrio emocional e interviene en el correcto desarrollo de los sentidos del oído y del tacto.

El ácido aspártico incrementa la absorción, circulación y utilización de minerales. Además, protege el sistema cardiovascular y participa en multitud de funciones metabólicas y celulares.

El Ácido Aspártico aumenta la resistencia general y es bueno para la fatiga crónica y la depresión. Por eso lo utilizan también los deportistas.

También está indicado para las personas que tienen un estado crónico de estrés. Pues mantiene estable el yang.

Aspectos dietéticos.

Se encuentra en: carnes, pollo, pescados, huevos y lácteos. Legumbres, caña de azúcar, melazas, frutos secos, cereales, semillas, espárragos, espinacas, calabaza, patatas, zanahorias, berenjenas, pimientos, apio, lechuga, achicoria, ajos, cebollas y frutas. El Ácido aspártico se combina con el aminoácido fenilalanina para formar el edulcorante aspartamo.

Fórmula:

4B = 5SJ – 41VB.

ASPARRAGINA

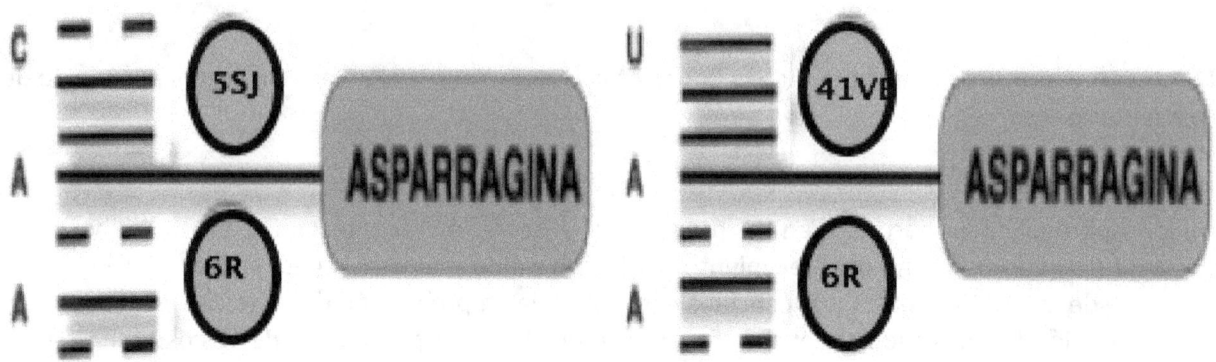

NATURALEZA. Polar sin carga. No esencial, Activa Yin Kiao y abre Yang Wei y Dai Mai. Es un aminoácido de dos presentaciones.

Este es un aminoácido que interviene directamente en el control metabólico de las funciones de las células en los tejidos cerebrales y nerviosos. Se dice que normaliza el humor.

Aspectos dietéticos.

Productos y suero lácteos, carne de ternera, aves de corral, huevos, pescado y marisco. En espárragos de ahí su nombre, patatas, legumbres (incluida la soja), frutos secos y semillas.

Fórmula:
6R = 5SJ – 41VB.

LISINA

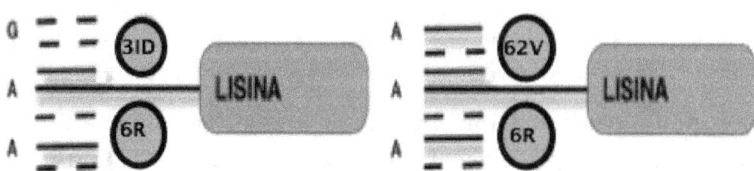

152

NATURALEZA. Catiónicos. Esencial, Activa Yin Kiao y Cierra Du Mai y Yang Kiao. Es un aminoácido de dos presentaciones.

La lisina presenta capacidad antioxidante y es componente de las proteínas. Por lo tanto, es necesaria para la construcción de masa muscular, recuperación de lesiones y heridas, producción de hormonas, enzimas y anticuerpos, tienen la capacidad para luchar contra el herpes labial y los brotes de herpes.

También participa en la absorción del calcio y estimula la liberación de la hormona del crecimiento.

Además, la lisina ayuda a formar colágeno que constituye el cartílago y tejido conectivo y reduce los niveles elevados de triglicéridos en suero. La lisina es precursora de la carnitina, molécula implicada en el transporte de las grasas al interior de la mitocondria. La lisina compite con la arginina por su absorción en el intestino. Esta cualidad puede utilizarse para reducir los brotes de herpes simple.
La deficiencia de lisina genera fatiga, náuseas, anorexia, irritabilidad, anemia, alteraciones en la fertilidad y limita el crecimiento.

Aspectos dietéticos.

La lisina se encuentra en gran cantidad de alimentos. Pero algunas de las fuentes más importantes son: carnes rojas, cerdo, aves, pescados (bacalao y sardinas), queso (en especial el Parmesano) y huevos. De origen vegetal, aunque en dosis menores que en las carnes, también puede encontrarse lisina en la levadura de cerveza, soja, legumbres, semillas, cereales integrales, algarroba, altramuz, berros, espárragos y espinacas.

Fórmula:

6R = 3ID – 62V

GLUTAMINA

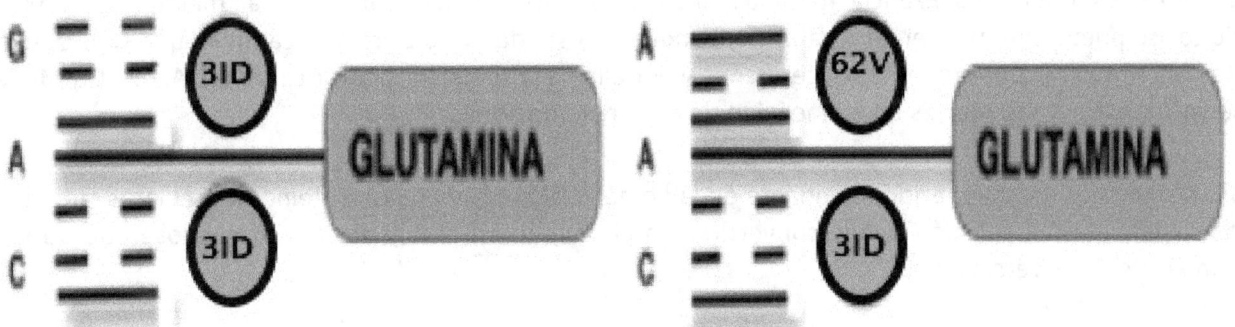

NATURALEZA. Polar sin carga. No esencial, Activa Du Mai y Cierra Yang Kiao. Es un aminoácido de dos presentaciones.

Es el aminoácido más abundante en los músculos. La Glutamina ayuda a construir y mantener el tejido muscular, ayuda a prevenir el desgaste muscular que puede acompañar a reposo prolongado en cama o enfermedades como el cáncer y el SIDA.
Este aminoácido es un "combustible para el cerebro" que aumenta la función cerebral y la actividad mental, ayuda a mantener el equilibrio del ácido alcalino en el cuerpo.

Promueve un sistema digestivo saludable, reduce el tiempo de curación de las úlceras y alivia la fatiga, la depresión y la impotencia. Disminuye los antojos de azúcar y el deseo por el alcohol, y ha sido usado recientemente en el tratamiento de la esquizofrenia y la demencia.

Aspecto dietético.

Los frutos secos, sobre todo las nueces, las espinacas, el perejil, los lácteos y la carne.

Fórmula:

3ID = 62V.

HISTIDINA

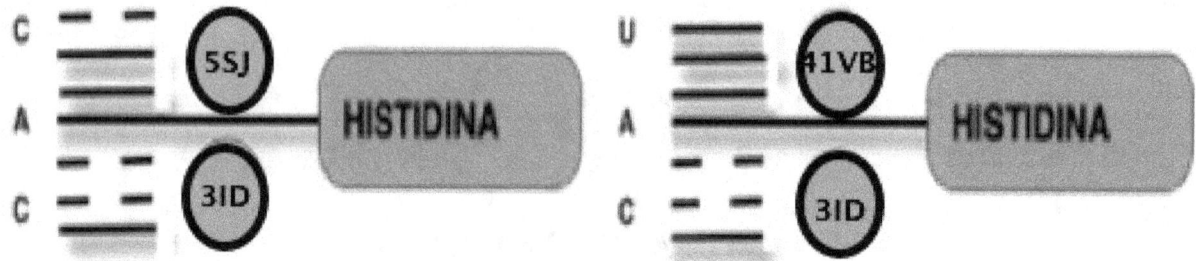

NATURALEZA. Catiónicos. Esencial (para los niños la histidina es totalmente esencial, mientas que en los adultos se puede sintetizar en el organismo, aunque no está del todo claro si la cantidad que se produce es suficiente para cubrir todas las necesidades y por ello se la suele considerar esencial). Activa Du Mai y Cierra Yang Wei y Dai Mai. Es un aminoácido de dos presentaciones.

La L-histidina es un aminoácido abundante en la hemoglobina 8% y en las proteínas musculares, además en su metabolismo también puede convertirse en glutamato en el hígado, considerándose uno de los aminoácidos más versátiles.

Aspectos dietéticos.

Sus fuentes dietéticas, son principalmente alimentos proteicos de origen animal, como la carne, el pescado o los lácteos.

FÓRMULA:

3ID = 5SJ – 41VB

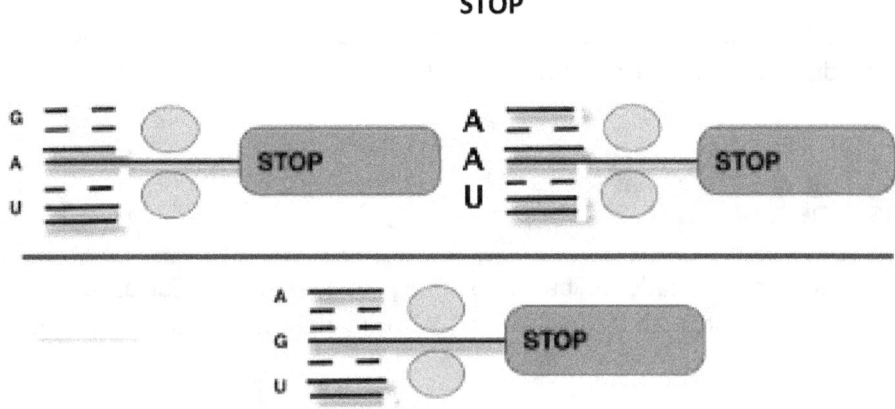

Selenocisteína: UGA, el aminoácido 21.

Pirrolisina: UAG, el aminoácido 22.

Propuesta terapéutica

La propuesta va a ser hasta cierto punto sencilla, voy a exponerla por pasos.

Anamnesis acertada.

Imposible será pensar que un tratamiento pueda funcionar sin una buena evaluación, para ello, el procesional deberá dominar los cuatro métodos de evaluación:

- Interrogatorio: basado en la medicina china.
- Observación: basado en la observación de la lengua y en Acupuntura Científica el estudio de la coagulación de la gota de sangre. (Anexo C)
- Auscultación y palpación.

Una vez tenemos bien tomado todos estos datos, pasaremos a la identificación de la distonia neurovegetativa. (Endocrina – Nerviosa – Inmunológica)

Determinación de la distonia (patrón).

Parte esencial de todo tratamiento será saber qué vamos a tratar, como es obvio, es decir: Xu yin riñón, shi yang corazón, calor humedad Vesícula Biliar etc….

A partir de ahí.

Determinación de los marcadores somáticos a utilizar.

Una Vez hemos expuesto la distonia será pues necesario aplicar los puntos adecuados para el tratamiento de cada distonia. (Ver Acupuntura Centrada en el Paciente. Moltó 2020).

Estímulos emergentes.

Solo después de haber determinado el patrón y los marcadores necesarios pasaremos a usar los marcadores somáticos expuestos en este libro, a los que denominamos "Estímulos epigenéticos o emergentes".

Ejemplo clínico.

Paciente que vienen a nuestra consulta por presentar una patología Autoinmune. En este caso Artritis Reumatoide con psoriasis.

Paciente: Mujer de 45 años

Enfermedad Occidental: Artritis Reumatoide Psoriatica.

Evaluación MTC: Xu Qi de Bazo y Xu yin de Hígado.

Tratamiento: Tonificación del Qi de Bazo y Nutrición del Yin de Hígado.

Marcadores somáticos:

    Tonificación de Bazo: 36E – 2B – 13H

    Tonificación de Yin de Hígado: 18V - 8H

Fórmula propuesta siguiendo la teoría de "Acupuntura centrada en el paciente". El lector puede utilizar cualquier otro marcador somático, aquí solo se plantean los básicos.

Estímulos emergentes epigenético.

Si recordamos la Glicina:

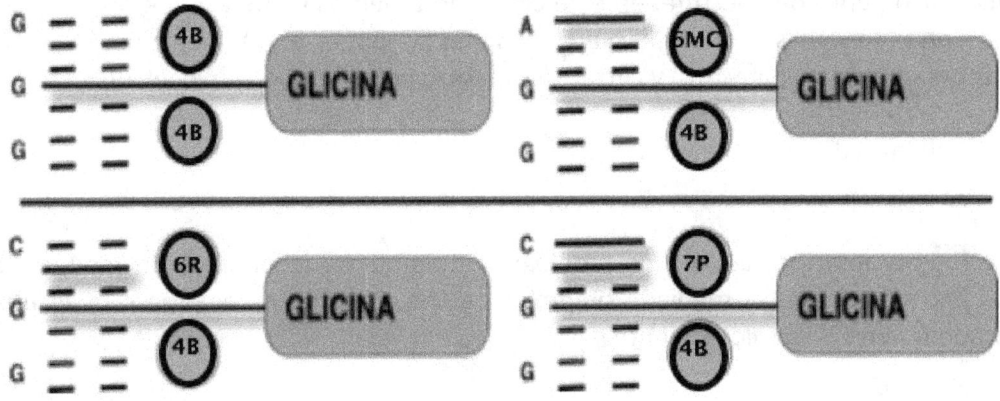

Se ha descrito que posee efectos antiinflamatorios e inmunomoduladores. Su efecto antiinflamatorio depende de la activación de un canal iónico de cloro receptor de glicina. En la artritis este aminoácido será muy interesante, a saber: puede tener un efector antiinflamatorio y también es es inmunorregulador.

Por otro lado, en los brotes de Artritis se suele lesionar el cartílago. Se sabe que además es un buen **reparador** de los mismos cuando se han dañado. La Glicina es necesaria para la síntesis de colágeno.

4B = 6R – 7P – 5MC. Como vemos esta sería la fórmula adecuada.

Como podemos ver, tenemos tres fórmulas: dos Basadas en el patrón y una en la estimulación epigenética:

Tonificación de Bazo: 36E – 2B – 13H

Tonificación de Yin de Hígado: 18V - 8H

Estimulación epigenética 4B = 6R – 7P- 5MC

Ahora, el lector podría alegar que esto son muchos puntos, y tendría toda la razón por ello nosotros trabajamos con **Cuplas energéticas.**

Cuplas energéticas.

Si usted se hadado cuenta, cada fórmula esta dividida por el signo (=).Esto separa la apertura del cierre.

En este caso lo que podemos hacer es:

Primero: ponemos el punto de apertura 4B (elegimos los puntos de las fórmulas basadas en las distonias) y cerramos con 6R.

El próximo día elegimos otro punto de apertura, en este caso solo tenemos el 4B, así que no podemos elegir, sin embargo, en otras fórmulas si que podremos. Después de poner el 4B (elegimos diferentes puntos de las fórmulas basadas en los patrones) y cerramos con otro punto, por ejemplo, el 7P.

Las visitas próximas procedemos del mismo modo.

En el caso propuesto (punto anterior), al ser una patología autoinmune, deberíamos de reeducar al Sistema inmune (SI), y eso solo podrá ser mediado si administramos peptonas de bajo peso molecular, que es lo que voy a proponer en el capítulo siguiente.

Capítulo 12. Inmunomodulación con lisadoterapia y acupuntura

Introducción

En este capítulo vamos a hablar de una terapia basada en peptonas o Lisados o hidrolizados, formas distintas de denominar esta estrategia terapéutica. Podemos decir que su autor la bautizo como "lisadoterapia", y lo vamos a unir nuestra propuesta estimuladora con marcadores somáticos, sobre todo para poder tratar las patologías que tienen un marco autoinmune, por la naturaleza del mismo.

Cuando hablamos de lisadoterapia estamos hablando del Dr. Villar, médico argentino, que tuvo una vida muy intensa en varios campos de la ciencia. El Dr. Villar fue el pionero en esta materia, sin embargo, podemos decir que el gran desarrollo e investigación vino determinado por otros países y otros doctores, como la Dra Stern y el Dr Kazahov. Esta ciencia de algún modo tuvo más impacto en otros países que en Argentina, generándose investigaciones en Rusia, Japón y Suiza, quienes intuyeron el enorme potencial de esta. Siendo estos científicos como por ejemplo el Dr.

Kazakov quienes consiguieron que esta terapia tuviera relevancia a nivel mundial. Hay trabajos que señalan que el Dr. Kosakow fue el padre de este enfoque en el año 1940, es decir 39 años después de que el Dr.Villar la desarrollara en Argentina. Esto ha generado un acalorado debate sobre quien fue o no fue el padre de esta disciplina, es posible que se llegara al mismo camino por diferentes países, siendo Dr. Villar el primero por tiempo y el Dr. Kosakov aún más tarde quien la hizo crecidamente famosa.

Entiendo que en este enfoque hay un problema de base, y es el siguiente: este desarrollo científico viene marcado por el trabajo de un hombre, sin embargo, el mismo trabajo se convierte en un producto comercial. De ahí viene el desarrollo de laboratorios que comercializan estos productos, y a partir de ahí quizás surge una guerra sumergida de intereses. Desde mi punto de vista, hoy en día el laboratorio que más seguridad me aporta a este respecto es el laboratorio del **Dr. Country**, que tiene su sede central en la ciudad de México. Sus peptonas (Lisados) son desde mí punto de vista los mejores, por estar desarrollados desde un fundamento farmacéutico adecuado, y por otro lado, y no menos importante, por ser el laboratorio que más iniciativas intelectuales desarrolla al respecto.

Mi trabajo no intenta ser un manual de ventas de ningún laboratorio en particular, y no voy a negar mi amistad con el Dr. Country, sin embargo, esto no tiene que hacer pensar que hay un interés detrás. El que me conozca sabrá que mi destino académico siempre esta marcado por la innovación-investigación-desarrollo.

Encontré en las peptonas un tratamiento sinérgico, excelente con la acupuntura, y a esto se sumó a una amistad. Ahora bien, desde mi punto de vista, el requisito de una peptona para que sea biológicamente activa es su procesamiento farmacéutico que en su momento describiré, si eso se cumple en cualquier otra peptona de otro laboratorio, yo ahí no tengo nada que decir.

Quizás lo que voy a exponer a continuación, a alguien le parezca muy novedoso, pero tenemos que saber que no lo es, el problema es que nuestra formación lo queramos o no siempre ha sido americana-europea y no rusa. Los europeos son amigos de los americanos, y los americanos siempre han sido enemigos de los rusos, así que los avances rusos siempre han sido silenciados, pero como yo soy amigo de todo el mundo, ahora vamos a meter en este trabajo a rusos y japoneses.

Las peptonas

Los seres humanos de algún modo siempre hemos intuido que en los órganos residía una especie de fuerza vital, algo mágico que nuestros ancestros arrebataban de sus adversarios para devorar y así comer sus entrañas para tomando el espíritu, y se sentían más fuertes. Siendo que la fuerza vital residía en el corazón de los hombres, es por ello por lo que este órgano era el más codiciado por los famosos guerreros. Una especie de canibalismo ancestral que hoy ya no se practica, o eso creemos. La humanidad paso de comer entrañas humanas a partes de animales asumiendo que por semejanza así nos curaríamos de nuestros males, como por ejemplo propone la teoría de las firmas, la cual nos dice que aquello que comemos fortalece su órgano respectivamente, por ejemplo, si usted tiene artrosis lo conveniente según esta teoría antigua sería comer mucho cartílago.

Podemos ver que en la cultura china el en año 220 el medico Ngo Cau, aplicaba la acupuntura subcutánea medicamentosa, insertando trozos de placenta, (hoy sabemos la cantidad de cualidades que aporta la placenta en si misma). En Occidente eran utilizados muchos años antes de Cristo por parte de los romanos estas técnicas, de hecho, cada médico antiguo tenia sus predilecciones. No sabemos exactamente el motivo por el cual preferían un animal concreto. Así Plinio utilizaba órganos de asno, Galeno los de liebre, Discórides los de zorra y Empúrico los órganos de ciervo. Más tarde es Paracelso quien también utiliza este enfoque y lo plasma en su tratado de Nummias.

Ya en nuestros tiempos el trabajo de Brown Sequard, quien descubre la existencia de las hormonas al trabajar con glándulas, genera una nueva disciplina, algo parecida en algún sentido a las anteriores, por su trabajo obtuvo el Premio Nobel de Medicina.

Sin embargo, fue el Dr. Villar quien empieza a desarrollar la lisadoterapia. Los lisados de órganos, son productos de la degradación enzimática de la fracción proteica de: órganos, glándulas y tejidos frescos o desecados, y vegetales.

Este enfoque se caracteriza por el aporte de elementos vitales, producto de los metabolitos intermedios normales de los tejidos, tales como péptidos, polipéptidos, aminoácidos, hidratos de carbono, oligoelementos, etc. todos indispensables para el mantenimiento del equilibrio orgánico.

Bases científicas de los lisados

Los trabajos realizados por la Dra. Stern, directora del Instituto de Investigaciones Fisiológicas de Moscú, le llevaron a sugerir la teoría de que "cualquier modificación fisicoquímica o fisiológica de los humores, origina desvíos en el comportamiento de los tejidos y órganos, e inversamente, ciertas acciones sobre los tejidos y órganos producen alteraciones de los humores, los cuales a su vez producen alteraciones en otros órganos y tejidos". Es evidente que esta doble vía de comunicación esta implícita en los sistemas psiconeuroinmunoendocrinos, sistemas que a nivel molecular encuentran su reflejo. Y es aquí donde la estimulación génica con acupuntura y la administración de estas sustancias aportan sin duda un nuevo sistema epigenético de actuación.

Stern junto con sus colaboradores Goldfeld y Chimanovdkaia, creó el concepto de las "barreras histo-hemáticas" partiendo de los ensayos de Fouviller, Lefevre D'Arrig y Millet sobre los agentes infecciosos. Llegaron a la conclusión de que la "impermeabilidad o resistencia de la barrera de algunos órganos y la permeabilidad o carencia de otros, explican la localización de la infección y el desarrollo de los procesos patológicos en ciertos órganos, mientras otros son refractarios a estos mismos procesos".

Cuando se altera la permeabilidad normal de la barrera de cualquier órgano, se produce la alteración del líquido de los tejidos, produciéndose una aceleración o retardo en el paso de sustancias en las células de ciertos órganos o tejidos. En algunos casos se impide la salida del protoplasma de sustancias celulares y como consecuencia de ello se producirán perturbaciones capaces de alcanzar gran importancia. De esto se desprende la idea de espacios de Pischinger y entorno celular inmediato, el cual puede ser el encargado de las cargas alostáticas, que, a su debido tiempo, pueden hacer mutar el ADN por acción directa.

Estos investigadores admiten que cualquier modificación que se produzca en la barrera **histo-hemática** trae como consecuencia un aumento o disminución de la permeabilidad a una o varias sustancias, lo que lleva consigo una alteración funcional del órgano, por producirse una alteración del medio nutritivo sea por causa de alteraciones en la entrada o salida de sustancias que recibe o elimina la célula. En resumen, podemos decir que cualquier modificación de las barreras histo-hemáticas rompe la armónica interdependencia que debe existir entre los órganos y sistemas del organismo.

En la misma época de la Dra. SternT, Kazakov en el Instituto Científico Experimental del Metabolismo y Perturbaciones Endocrinas de Moscú, se realizaba investigaciones sobre la influencia de los lisados de órganos en la terapia de enfermedades.

Muchos científicos se abocaron al uso de los lisados con este fin atacando a una gran variedad de enfermedades. Así por ejemplo podemos citar los trabajos de Abderhalden, Haberland, Carrel y Fischerl en Europa, mientras en Japón éxitos terapéuticos fueron obtenidos por Kudumu, Kimura y Okuno con el uso de extractos hepáticos, renales y del miocardio.

En la actualidad se conoce a Kazakov como el creador de la doctrina de la lisadoterapia, aun cuando tuvo predecesores que lanzaron mucho antes que él, la idea: "Villar".

La contribución que ha tenido la química en la medicina ha permitido aclarar las cuestiones de la fisiología normal y patológica y ha sido decisiva en la formulación de la teoría de Kazakov sobre los lisados de órganos. El mérito de este científico fue interpretar la interdependencia entre los órganos. En su teoría acentúa el carácter profundamente dinámico de la interdependencia de todos los procesos en los organismos vivos.

Estos procesos según Kazakov, se hallan en constante equilibrio inestable en el estado normal del organismo vivo y el fin de la ciencia médica debe ser el de estudiar las condiciones necesarias para mantener el estado inestable de los procesos metabólicos, observar y estudiar la dinámica del metabolismo, llegar a conocer las perturbaciones patológicas resultantes de esa dinámica y finalmente esforzarse para corregir esas perturbaciones.

Se debe recordar que la construcción del protoplasma celular es una consecuencia de la desintegración y formación de las moléculas proteicas, por lo tanto, el metabolismo proteico se basa fundamentalmente en la asimilación y desasimilación, y por lo tanto el metabolismo proteico ocupa un lugar destacado en los procesos patológicos.

Según los trabajos de FischerI y Abderhaldem, las proteínas como tales no pueden ser asimiladas, ni aun los polipéptidos de alto peso molecular, y son los aminoácidos y polipéptidos de bajo **peso molecular los que pueden ser asimilados y usados ambos en la proteico-síntesis como unidades básicas**. Existen fundamentalmente dos fuentes de ingresos de aminoácidos (AA) y polipéptidos de bajo peso molecular (PBPM): la primera es la que aporta el mismo organismo, es decir una fuente endógena y son productos de la autolisis de las células; la segunda fuente es la exógena y son portadores de estos elementos los alimentos, pero en forma de proteínas.

Cualquiera sea el origen, estos AA y PBPM sirven para la reconstrucción celular de los órganos, es decir, constituyen los llamados elementos plásticos para la elaboración de proteínas. Existe además un factor importante en el proceso de asimilación y desasimilación: una interdependencia entre órganos con respecto a estos elementos.

Según los autores citados, los órganos se encuentran en una constante autólisis y estos productos son volcados al torrente sanguíneo y por medio de los procesos de sinergismo y antagonismo se derivan hacia los órganos en reconstitución.

Los órganos sinérgicamente dependientes se suministran mutuamente los elementos plásticos necesarios para su función, mientras los órganos antagónicos anulan el posible efecto tóxico en sus funciones. Este equilibrio dinámico y la actividad funcional del órgano se resienten cuando este deja de recibir cualitativamente y cuantitativamente los aportes plásticos y entra en un proceso de hipo-función.

Basado en estos conceptos, Kazakov enuncia su teoría quimioplástica de acción recíproca de los órganos, haciendo también hincapié en el hecho de que, en la interdependencia, las funciones de asimilación y desasimilación, junto a la acción plástica, son de fundamental importancia para mantener los equilibrios inestables. La interpretación de Kazakov del sinergismo y antagonismo explica que la aceleración o retardo de los procesos plásticos significan refuerzo o disminución del grupo específico de células que componen el sustrato natural y material del órgano y que son el origen de todas sus funciones por más complejas que estas sean.

En resumen, el mecanismo de la actividad recíproca de los órganos y tejidos aparecen así como reflejos de los procesos del metabolismo celular y en particular de los procesos del metabolismo de las proteínas endógenas.

De acuerdo con Kazakov, la salud consiste en cierta forma una condición equilibrada del metabolismo, la enfermedad no será otra cosa que la alteración patológica de las formas del metabolismo, es decir que el organismo debe ser considerado como un todo que se apoya en el metabolismo dinámicamente equilibrado. El estado fisiológicamente normal de un organismo supone la normalidad de los procesos de:

a– asimilación y desasimilación de elementos plásticos;

b– entrada proporcional de los productos de la actividad celular en el sistema humoral del organismo;

c– equilibrio cualitativo y cuantitativo de estos productos;

d– desintegración de estos productos a través del metabolismo y la nueva síntesis o eliminación.

Cuando el metabolismo funciona normalmente, la cantidad de ácidos bases en la sangre, tejidos y órganos, son exactamente las que le son propias. El equilibrio integral del sistema implica también el equilibrio de la acidez del medio, sin embargo, el desequilibrio modificará esta acidez debido a la presencia de productos metabólicos que no fueron oxidados, este PH tenderá a ser ácido. El cambio de la acidez del medio es un indicio de la perturbación del metabolismo y debe ser considerada como el núcleo del cual parten ramificaciones que son las enfermedades más diversas.

Los ácidos carboxílicos tienen como origen el metabolismo de las proteínas, de los carbohidratos y de los lípidos, los que se degradan normalmente hasta anhídrido carbónico y agua por oxidación biológica. Cuando el metabolismo normal se ve perturbado, la oxidación también se ve perturbada y la acumulación de estos ácidos paraliza o retarda el metabolismo intermedio, y por ende la liberación de energía, elemento esencial para otras síntesis y trabajo mecánico. La debilidad general observada en los organismos enfermos es una consecuencia evidente de la perturbación del metabolismo y la desviación de la acidez. Una consecuencia inmediata de la variación de estos dos factores es la disminución de los elementos plásticos necesarios para la reconstrucción del protoplasma, pues el metabolismo proteico es el primero en resentirse como consecuencia de la variación de la acidez.

Las proteínas, llamadas por Rjerrum, iones híbridos por tratarse de partículas moleculares cargadas eléctricamente, se encuentran al estado coloidal en el organismo cuando el PH del medio es el óptimo. Este carácter coloidal de estos productos se altera produciéndose dispersiones groseras y precipitándose con los iones, calcio y magnesio presentes. A través de este mecanismo la disponibilidad del medio proteico es muy bajo o nulo en algunos casos.

Los lisados de KAZAKOV

Según Kazakov, la mayoría de las enfermedades tienen su origen en la perturbación del metabolismo, especialmente el proteico. Por lo tanto, se debe corregir o mejorar la mecánica del metabolismo para hacer cesar la desviación de la acidez del medio, restableciendo el equilibrio perturbado y normalizando el proceso de desintegración y por ende el de asimilación y desasimilación de los órganos en disfunción.

Los lisados de órganos de animales domésticos recién sacrificados son complejos que actúan en la dinámica del metabolismo y permiten por medio de pequeñas modificaciones cuantitativas en los productos del metabolismo intermedio, producir enormes modificaciones cualitativas en toda la dinámica del metabolismo del organismo enfermo. Este es un método moderno y eficaz que influye en el metabolismo intermedio, interviniendo en forma activa en este, devolviendo al organismo el equilibrio bio-químico y bio-físico, en sus etapas más importantes.

La característica fundamental de los lisados de órganos de Kazakov, es que se trata de un complejo de aminoácidos, polipéptidos de bajo peso molecular, oligoelementos, metabolitos diversos y material nuclear a PH= 7 (neutro), que participan directamente en el metabolismo celular. Por tratarse de unidades básicas de fácil asimilación, no existen por parte del organismo, reacciones de defensa o rechazo al sistema. Debemos hacer hincapié en dos aspectos fundamentales:

– Los preparados biológicos de este tipo, **actúan como excitantes** y su efecto terapéutico se explica por la reacción del organismo a esa excitación.

– La **excitación es específica** y actúa sobre el órgano homólogo al del preparado.

Con preparados de esta naturaleza no hay "trabajo extra de los jugos celulares", que en estado de enfermedad su potencialidad está nula o muy comprometida, siendo incapaces de desintegrar sus productos de desechos. También se evita el shock anafiláctico debido al suministro de proteínas en un momento crítico.

La inocuidad de los lisados fue comprobada por una gran cantidad de trabajos, entre los cuales se destacan: Beus, Egorov, Rumiantzev, Chtedrina, y otros.

Beus inyectaba alcohol etanol, observándose una excitación del sistema retículo-endotelial seguida de un aumento de leucocitos; esta misma experiencia se repitió inyectando el alcohol con lisado, no observándose ningún tipo de la acción mencionada. Nuevamente se realiza la experiencia inyectando leche y leche asociada al lisado, observándose primero una nítida leucocitosis, ausente cuando la leche se asociaba a un lisado.

Rumiantzev y colaboradores trabajando con ratones, inoculó la dosis terapéutica aumentada 20 veces, no observándose ningún tipo de complicaciones, ni siquiera a nivel intestinal; el análisis histológico del páncreas, hígado, glándulas suprarrenales y tiroides, no evidenció trastornos y los animales de experimentación se comportaron con absoluta normalidad.

Esta inocuidad de los lisados de Kazakov se debe a la ausencia de "venenos celulares", es decir fracciones de alta complejidad.

Podemos resumir diciendo que los lisados de órganos tienen su acción en los procesos del metabolismo intermediario y se hace sentir por diversos caminos, según el autor una síntesis de esos caminos es:

– influencia sobre la dispersión de los sistemas coloidales del organismo;

– **acción sobre el metabolismo del sistema nervioso y a través de él, sobre toda su esfera de relaciones y funciones**;

– función inmunizante por acción biológica y neutralizante de las sustancias tóxicas;

– aporte **material de plástico** para la regeneración de órganos y tejidos;

– intensificación de los procesos de oxidación;

– influencia en el equilibrio ácido-base.

Es de destacar también el aporte experimental reciente de un grupo de científicos, tales como: Himmerich y Fainberg que estudiaron la influencia de la lisadoterapia en la estabilidad de los coloides, tensión superficial y viscosidad del suero sanguíneo. Experimentaron con un grupo de enfermos con diferentes diagnósticos, observándose que, durante el tratamiento con lisados, la dispersión de los coloides aumentaba en el suero y al final de este se había alcanzado a elevar entre un 10 a un 13 % el valor de la tensión superficial, viscosidad y la dispersión de los coloides.

Borssenko, demostró que el valor de la viscosidad electroforética de los eritrocitos aumenta entre un 20 a un 30 % bajo la influencia de los lisados, explicándose este fenómeno por el aumento de la carga del eritrocito al aumentar la dispersión coloidal.

Egordov, Gazenko y Ozenova observaron la acción antitóxica e inmunizante de los lisados en enfermos con diagnóstico diferentes, estos se trataran con lisados y se observó la tendencia de la forma leucocitaria hacia la neutrofilia. En otros pacientes se provocó anemia, tratándose luego con lisados y observándose un brusco cambio hacia el estado normal. Experiencia similar en conejos: se provocó en un grupo anemia hasta el estado de caquexia, se trató con lisados un pequeño grupo los que se restablecieron en poco tiempo, mientras que el grupo restante empeoraba y moría al poco tiempo.

Aplicación a la Medicina China.

En esta terapia biológica se utilizan «hidrolisados proteicos» con el objetivo de nutrir celularmente los Zang/Fu y tejidos. Es evidentemente que es una terapia enfocada al **Yin,** y muchas veces a los procesos crónicos. En Medicina China sabemos que por desgracia multitud de nuestros pacientes acuden al consultorio por presentar cuadros de insuficiencia (Xu). Esta terapia va a aportar un instrumento a este cuadro de deficiencia, aunque también será útil en otros campos como la **patología autoinmune**, aumentando la tolerancia oral, y rehabilitando el sistema inmunológico (SI) para así dejar de producir la reacción inmunológica de autoagresión que mantienen el TAN.

Podemos adelantar que la Lisadoterapia va a estar enfocada básicamente en:
- Distonias por xu, y
- Distonias por humedad/Tan.

La lisadoterapia poco a poco se ha ido instaurando como una variante de las llamadas terapias biológicas. El padre de esta fue el Dr. Carlos L. Villar, en Argentina. Yo personalmente conocí esta herramienta directamente del especialista técnico del mismo laboratorio en Rosario y observé sus resultados en diversos pacientes en la clínica inmunológica del Dr. Baéz, sobre todo en patología autoinmune, que es donde me interesaba tener experiencia, pues creo que es una de las pocas terapias que nos puede ayudar a subsanar *la flema/TAN*.

Esta visión ha ido tomando en el mundo una creciente consideración científica, en algunos países han merecido el estatus de «nutricéuticos», esto es, nutrientes con atributos farmacológicos (España o Brasil entre ellos). También en los Estados Unidos les atribuyen similar estatus, llegando a calificarlos, incluso, como inmunorreguladores o moduladores inmunológicos.

Estos compuestos biológicos (lisados) son células procesadas de animales, utilizadas para obtener la reparación celular como mecanismo de curación. Es decir, se constituyen en elementos terapéuticos.

El organismo, al tomar estos hidrolizados gracias a un complejo mecanismo biocelular, reconoce estas sustancias y las asume como propias, lo que le permite, de acuerdo con las necesidades funcionales de cada órgano, actuar con fines sustitutivos e informativos. Importante este mecanismo de reconocimiento, como veremos más adelante. En pocas palabras, **si administramos un lisado "x" y estimulamos los puntos de acupuntura que tonifican este órgano "x" vamos a conseguir una acción sinérgica tonificadora que nos ayudara a corregir la disfunción biológica, llámese esta, por ejemplo, xu yin de Riñón.**

O, si queremos, podemos trabajar sobre las fórmulas propuestas en este libro, entonces directamente estaríamos trabajando sobre la potenciación génica.

Cómo se obtienen.

Estos preparados, para considerarse hidrolisados, o llamarse lisadoterapia, o que los elementos puedan ser calificados como inmunorreguladores deberá de tener ciertas características, pues si no es así se podrá confundir con otras propuestas terapéuticas biológicas, como puede ser la organoterapia la enzimoterapia etc... Es decir, estas sustancias deben ser procesadas de una forma determinada a la hora de obtenerlas, pues si no se hace así no actuarían como proponemos.

La Lisadoterapia significa técnicamente "a curación por lisados". Como sabemos "lisar" significa romper, en concreto una molécula proteica.

1) Origen de los lisados, animal de especie bovina, ovina, porcina, cobayas, etc nunca de cepas humana, por razones obvias. También existen lisados que provienen de proteínas vegetales. Esto garantizará el reconocimiento organomolecular y su consecuente **órgano especificidad**. Este reconocimiento no se da si los tejidos donantes pertenecen a otras especies muy distintas con biotipos muy alejados a los humanos como pueden ser: aves, peces, ofidios, etc. Por ejemplo, el "cartílago de tiburón", resultan muy poco o nada reconocibles por una célula cartilaginosa de un mamífero, por ello carece de órgano especificidad, aunque en el caso del cartílago de tiburón tenga otras acciones terapéuticas, nunca serán las mismas que las de un animal con un biotipo más similar al humano. Ello no quiere decir que su ingesta no favorezca en nada a un reumático, pero lo hará exclusivamente por su aporte de aminoácidos y no por tener acción molecular bioespecífica.

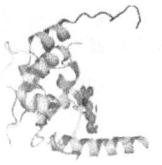

2) Técnica de su preparación, para ello se asegura que las proteínas del donante no sean alteradas en su estructura o desnaturalizadas. Quiero señalar aquí que este enfoque no tiene nada que ver con la *organoterapia homeopática o la micro-inmunología*, terapias interesantes pero que no tienen nada que ver con la propuesta. Los lisados son el resultado de la ruptura de una molécula proteica, a través de unos procesos determinados.

Hoy en día estar al corriente las funciones de las proteínas en general, pues son las encargadas de mantener los procesos vitales, en realidad casi todo son proteínas. Las proteínas son macromoléculas de alto peso molecular, sus funciones son múltiples. Y como hemos visto, su estructura tridimensional de algún modo determina su función. Como podemos apreciar en la fotografía anterior, son estructuras altamente complejas. Esta estructura le confiere el rol en cuanto su función específica. Su forma es igual a su función y sus funciones pueden ser: Estructurales, (p.e colágeno), reguladora (p.e insulina), transportadora (hemoglobina), Defensiva (anticuerpos), enzimática (sacarasa), contráctil (actina y miosina).

Las proteínas pueden ser simples, generadas por aminoácidos, o complejas en las cuales aparte de aminoácidos también encontramos otras sustancias, como por ejemplo Fe. Las proteínas que tomamos de la dieta son degradadas a péptidos más pequeños, en este caso se llaman péptidos de bajo peso molecular o atómico, e incluso pueden descomponerse hasta sus componentes más esenciales, los aminoácidos.
Los aminoácidos:

Tenemos 20 aminoácidos de los cuales 8 se consideran esenciales, por ser únicamente suministrados por la dieta, no se pueden sintetizar dentro de nuestro organismo como sucede con los demás. Podemos decir que un humano medio recambia al día de 100 a 250 gr de proteínas al día.

Estos ocho aminoácidos son:
- ✓ **Isoleucina**: interviene en la reparación y regeneración muscular.
- ✓ **Leucina**: igual que la anterior.
- ✓ **Lisina**: influye en el crecimiento, reparación de tejidos y generación de anticuerpos y síntesis de hormonas.
- ✓ **Metionina**: colabora en la síntesis de proteínas y constituye la principal limitante en las proteínas de la dieta, limita el nivel de alimento que se va a destinar a utilizar a nivel celular.
- ✓ **Fenilalanina**: Interviene en la formación de colágeno y diferentes neurohormonas.
- ✓ **Triptofano**: Crecimiento y formación de hormonas, y en la síntesis de serotonina y melatonina.
- ✓ **Treonina**: ayuda al hígado a depurarse.
- ✓ **Valina**: Mantiene los diversos sistemas, y balance de nitrógeno.

Desnaturalización proteica.

La desnaturalización de una proteína consiste en romperla, es decir, lisarla en trozos más pequeños, incluso en liberar sus aminoácidos. Esta lisis se puede mediar a través de calor, acidez o alcalinidad. Pero esta lisis es inespecífica, esto significa que la proteína se rompe por cualquier punto de la cadena proteica. En un caso de hidrólisis total (hidrólisis ruptura) de la proteína se liberan los aminoácidos.

Para que la lisadoterapia sea eficaz y consiga su objetivo, (y esto es muy importante la hidrólisis) no debe de ser ni:
- Térmica
- Ácida
- Alcalina

Sino que debe de ser:
- **Enzimática.**

La hidrólisis enzimática.

La hidrólisis enzimática es "específica", esto es, que siempre se lisa la proteína por el mismo lugar, y se obtienen los mismos fragmentos de peso molecular reducido, necesario para garantizar la función biológica adecuada. Esto hay que tenerlo en cuenta, pue son todos los laboratorios presentan esta forma de lisado.

La lisadoterapia lo que hace es tomar una proteína derivada de un tejido y lisarla, es decir, hacerla en trocitos más pequeños, así este preparado actúa específicamente sobre el órgano que pretende nutrir. Es decir, mantiene el yuanQi (Moltó 2014). Es importante esta acción pues conseguimos especificidad.

Esta terapia actúa sobre tres escenarios:

a) Administración de aminoácidos esenciales.
b) Administración de péptidos con actividad biológica.
c) Generación de efecto de Tolerancia oral por administración de antígenos homólogos en enfermedades autoinmunes.

De las tres acciones, evidentemente la b) y la c) son de suma importancia, pues la a) desde mi punto de vista no es interesante, creo que hay mejores formas de administrar aminoácidos, más agradables al sabor y menos costosos. Sin embargo esta terapia promete en el punto b y c, los cuales tendremos que desarrollar a continuación, ya que son las grandes aportaciones de esta terapia.

Acciones:

Como dijimos el a) lo soslayamos.
B) Potenciación Yin de los Zang/Fu y tejidos:

Acción sobre los Zang Fu

Estos preparados tienen la capacidad de estimular la síntesis y duplicación celular, y actuar específicamente sobre determinados órganos.

Una vez ingeridos, estos péptidos llamados también factor de crecimiento, se distribuyen en los vasos sanguíneos (Xue) y antes de ser captados por el hígado para su degradación, se unen a receptores celulares específicos del órgano diana. Allí inducen una replicación del ADN, y esto genera que el órgano aumente su poder de regeneración, ya que hace que el ADN pase de la fase S (reposo) a la fase G2 (duplicación).

Según la hipótesis de la lisadoterapia, estaríamos fortaleciendo directamente el Yin. Hoy sabemos que en MTC los patrones por deficiencia de Yin son los más costosos de recuperar, esta terapia nos brinda una gran oportunidad en este sentido.

Dentro de los lisados podemos encontrar diversos laboratorios que nos pueden brindar esta posibilidad, en diversos países. Recomiendo consultar la base de datos de cada país y comprobar quien los suministra, yo voy a indicar los productos que ofrece el laboratorio Sonamex, porque es el que mejor conozco. Pero opino que lo mejor es que usted consulte en su país y busque algo similar, lo importante es cómo están hechos, que se respete su forma de fabricación. Por ejemplo, a continuación, presento los más comercializados.

SIRAGAL "M"	SIRAGAL "F"
LISADFORT	LISADERM
AORTA	BAZO
BRONQUIOS	CARTILAGO
CEREBRO PLUS	COLAGENO
FRAGARIA	GANGLIOS LINFÁTICOS
MAMARIA	GLOBULOS ROJOS
HEPÁTICO	MÉDULA ESPINAL
MÉDULA ÓSEA	MIOCARDIO
MÚSCULO	OJO TOTAL
OVARIO	PANCREAS
PLACENTA	PRÓSTATA
PULMÓN	NÚCLEO R2.
RENAL	GÁSTRICO
SUPRARRENAL	TEJIDO CERVICAL
TESTICULAR	TIMO
TIROIDES	NÚCLEO U.
VEJIGA	VENAS
SERIE 1 BIOARTICULAR	SERIE 2: BIONEUMONAR
SERIE 3: BIOGLOBULAR	SERIE 4: BIODIGESTAR
SERIE 5: BIOVASCULAR	SERIE 6 : BIOCULAR
SERIE 7 BIOGINON	SERIE 8 BIOANDROAR
SERIE 9 BIOPTIMAR	

Como vemos tendríamos: renal, hepático, miocardio, gástrico, pulmón.

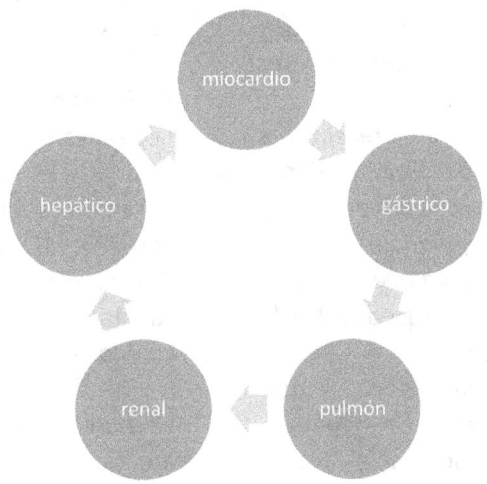

Seguro que sabe que lo que voy a decir ahora: cada lisado potenciará la fase concreta de actuación por afinidad. Es decir, si tengo Xu/deficiencia Qi de pulmón o Xu Yin P, o cualquier insuficiencia de esta fase, administrare el lisado de pulmón.

Alguno de ustedes me puede preguntar: y en el elemento tierra, ¿por qué no herecomendado el lisado concreto del bazo? Es importante conocer, y no confundir, las propiedades fisiológicas chinas con las occidentales. Cuando mezclamos estas visiones debemos tener cuidado con este punto. El bazo de la lisadoterapia es el occidental, no el oriental, por lo tanto, estaría errado darlo. Ahora bien, si quisiera potenciar la eritropoyesis podría dar glóbulos rojos, si quisiera tonificar el Shen, cerebro sería el indicado, y así en todo.

Ahora lo más adecuado sería cómo desde este enfoque trazamos una línea de unión con la MTC, aquí es donde podemos, como se suele decir, rizar el rizo: se podría combinar la acupuntura con la inmunorregulación. Si es así vamos a plantear una hipótesis.

¿Qué inmunorregulador potenciaría el Sistema Inmune? El timo. Pues sabemos que coadyuva a tonificar el sistema inmunológico. Por ello lo utilizaremos para concurrir a ralentizar procesos tumorales y enfermedades degenerativas y autoinmunes. Ahora la pregunta es sencilla, ¿Qué puntos de acupuntura estimulan el Timo? Aquí ya entramos de pleno en inmunología y acupuntura.

Cáncer e inmunoregulación.

Quiero señalar, subrayar, puntualizar, (o como usted quera llamarlo) para que no cometa un error fundamental en esta terapia **El siguiente error**, que he llegado a ver en congresos de inmunología, donde una Dra. Especialista en oncología no tuvo en cuenta lo que voy a decir, y que cualquiera de nosotros intuiría, y todos los allí presentes nos dimos cuenta de algo que "no" se debe hacer bajo ningún concepto, y esta doctora expuso de forma totalmente negligente.

Recuerden: «*Una vez ingeridos, estos péptidos llamados también factor de crecimiento, se distribuyen en los vasos sanguíneos (Xue) y antes de ser captados por el hígado para su degradación, se unen a receptores celulares específicos del órgano diana, allí inducen una replicación del ADN, esto hace que el órgano aumente su poder de regeneración, ya que hace que el ADN pase de la fase S (reposo) a la fase G2 (duplicación)*».

Exacto, imaginemos que nuestro paciente tiene cáncer hepático. ¿Qué pasaría si diésemos el lisado *hígado*? No hace falta que le conteste, ¿verdad? Estaría contraindicado, pues no podemos dar el lisado del órgano que presenta un tumor. Pues lo aumentará.

El lisado recomendado en el cáncer es el timo. Es decir, el inmunoestimulante por excelencia. Sabemos que es un eficaz inmunoestimulador, por lo que se indica en inmunodeficiencias de diferentes orígenes. Si se combina con ganglios linfáticos y bazo se puede utilizar como coadyuvante en el tratamiento del cáncer. Siempre y cuando el cáncer no esté afectado estas estructuras. Por otro lado, yo solo estoy sugiriendo qué lisados se pueden usar en cada caso, es responsabilidad del médico el uso de estos, cada paciente tiene una historia y esta es solo responsabilidad del médico, yo solo estoy comentando.

Experimentación.

A continuación, voy a presentar uno de los trabajos en los cuales se usa este enfoque para que el lector se haga una idea in situ de lo que digo. «Efecto anti-inflamatorio de péptidos de colágeno Tipo II en pacientes con artritis reumatoidea, estudio piloto. Autores: Dres. Báez, Antonio Guillermo; Feldman, Sara; Cointry, Gustavo. Grupo GIEMI y Facultad de Ciencias Médicas de Rosario. (Argentina).

Se realizó un estudio piloto con el fin de evaluar la inflamación y algunos parámetros bioquímicos en pacientes con AR tratados con péptidos de Colágeno tipo II, que no respondieron satisfactoriamente a los tratamientos con corticoides e inmunosupresores.

Se midió el número de articulaciones afectadas en 20 pacientes con diagnóstico de AR de acuerdo con los criterios de ARA, 15 mujeres (edad promedio 54 años) y 5 hombres (60 años), tratados previamente con corticoides y metrotexate a dosis terapéutica un período mínimo de 6 meses, sin resultados positivos. Estos pacientes concurrieron al consultorio buscando algún tipo de respuesta a su dolencia.

El tratamiento consistió en la administración durante 120 días de Péptidos de Colágeno Tipo II por vía oral (5 ml. diarios de una solución 10% p/v, como Hidrolisados del Instituto Sucesores A. Villar S.A.)

Se evaluó la cantidad de articulaciones afectadas a los 30, 60, 90 y 120 días de tratamiento. Se consideraron las articulaciones de miembros superiores e inferiores, como hombros, codos, manos, caderas, rodillas y pies. El examen de laboratorio incluyó hemograma, VSG, PCR, FAN y Látex.

A los 30 días de iniciado el tratamiento se suspendió los corticoides y el metrotexate.

Conclusiones:

Al comienzo del estudio los pacientes presentaban 44 articulaciones afectadas (2,2 promedio por paciente), a los 60 días 26 (1,3), a los 90 días 13 (0,65) y a los 120 días 8 (0,4).

El hemograma fue normal para todos los pacientes durante todo el tratamiento. La VSG promedio a los 30 días fue de 52 ± 15, reduciéndose significativamente a los 60 días a 21 ± 7 ($p<0,05$), a los 90 días a 15 ± 4 ($p=0,01$) y a los 120 días a 11 ± 3 ($p<0,05$).

El patrón de FAN homogéneo se redujo significativamente de 1/40 promedio (30 días) a 1/16 promedio (90 y 120 días, $p<0,05$) Los valores de PCR y Látex no variaron.

A la luz de los resultados obtenidos podemos inferir que la administración de péptidos de colágeno Tipo *II indujo algún grado de tolerancia inmunológica*, lo que permitió la mejoría clínica y de laboratorio. A partir de ello, deben realizarse estudios específicos para evaluar más objetivamente a los pacientes, con parámetros estandarizados tanto en su evolución clínica como bioquímica, para poder confirmar o no estos hallazgos.

En vista de los resultados obtenidos en este trabajo exploratorio, nuestros investigadores programaron y realizaron un estudio que tuvo como universo de aplicación a un conjunto de conejos en laboratorio. Investigación que, culminada en su primera etapa, fue presentada ante las XXXI Jornadas Anuales de la Asociación Argentina de Alergia e Inmunología Clínica y XI Congreso del Cono Sur de la Asociación Latinoamericana de Alergia, Asma e Inmunología. Lo importante de este estudio es que nos abre la puerta a la indicación para mí más importante de esta gama de productos: la inducción a tolerancia oral.
Sigamos con los efectos y el apartado B)

c) Generación de efecto de Tolerancia oral por administración de antígenos homólogos en enfermedades autoinmunes. Disolver flema/TAN.

Acción sobre la auntoinmunidad

Sin lugar a dudas, creo que este efecto de la lisadoterapia es el más prometedor, siempre y cuando se combine con la acupuntura los efectos serán sin duda sorprendentes. Como señalábamos en el punto de investigación, nuestra intención es esa, pues sostengo firmemente que la acción conjunta de la psiconeuroacupuntura junto a la medicina biológica es la mejor integración.

Será importante hablar de la Tolerancia y profundizar en ella en este punto, por lo importante del tema. A estas alturas sabemos que estamos hablando de inmunidad adaptativa, es la inmunidad mediada por el aprendizaje, donde nuestro SI puede aprender a discriminar entre los antígenos propios (autoantígenos) y los ajenos.

Hoy se sabe que para cada antígeno existe una línea celular específica que se denomina «clon». Lo triste de nuestro SI es que cuando algún mecanismo que según la corriente occidental le atribuyen el epíteto de «desconocido» entra en el cuerpo, hace que nuestro sistema falle en esta discriminación y ataque a nuestros autoantígenos. Ese apelativo de «desconocido» para nosotros no lo es tanto, pues la teoría del TAN nos lo explica. Ahora bien, lo importante es saber que este error defensivo puede hacer que nuestro SI ataque a nuestras estructuras orgánicas (Yin) generando patologías por lo general muy graves. Por ejemplo, si ataca al páncreas puede generar la famosa patología diabetes tipo I, o al SN generar allí la esclerosis múltiple, así podría repletar hojas de este libro.

¿Que es la tolerancia? La tolerancia es como dijimos la falta de respuesta a un antígeno. La entrada de un antígeno por vía oral generará una respuesta inmune específica que se diferencia de otras por la capacidad de generar tolerancia, por ciertas células del Sistema Inmune, los linfocitos T. A esta inhibición de la respuesta es a lo que se llama tolerancia oral. Esto hace que o bien se suprima o se inhiba la reacción antígeno-específica hacia ese clon.

EL SI es un sistema programado para responder a los antígenos, los linfocitos T y en concreto lo TH1, estimulan la respuesta inmune hacia estos antígenos, a través de la producción de citocinas en este caso la IL-2 e INF gamma.

La entrada de proteínas por la mucosa digestiva estimula los linfocitos T, pero los TH2 que liberan sustancias inhibidoras de la respuesta inmune como IL-4 y TGF beta, esto es lo que hace que nuestro cuerpo pueda tolerar la comida. Por lo general esto ocurre en las placas de Peyer, en los linfocitos intraepiteliales y el tejido conectivo bajo la superficie epiterial, entre otras células.

Los lisados están compuestos por fragmentos de péptidos de bajo peso molecular, y de varias longitudes. Estos penetran en las estructuras antes mencionadas, se presentan en la superficie de las células intermediarias denominadas «presentadoras de antígenos» y estimulan a los linfocitos B y T que son sensibles a estos péptidos entrando aquí la función de los TH2 que desencadenara una tolerancia oral.

«Se ha demostrado en modelos animales que péptidos pequeños pueden inducir la aparición de estos linfocitos cuando las sucesiones de aminoácidos presentes (llamados epitoides de determinación de antígeno) son las apropiadas. Estos son los mecanismos que genera la ingesta de lisados provenientes de tejidos u órganos homólogos a los "agredidos" en la enfermedad autoinmune (órgano blanco)».

Entonces:

Si nos vamos al capítulo anterior, tendíamos a que nuestro paciente se le trataba con esta fórmula basada en el patrón y en la estimulación epigenética:

Tonificación de Bazo: 36E – 2B – 13H

Tonificación de Yin de Hígado: 18V - 8H

4B = 6R – 7P- 5MC

Y se le administraba GLICINA.

Y dado que se trata de una enfermedad autoinmune, hay que reeducar al SI. Para ello recomendaremos el Lisado que reeduque la tolerancia oral del Cartílago que es donde ataca el SI. En este caso damos:

Lisado de **CARTILAGO**.

Recuerde: al ser una patología autoinmune, deberíamos de reeducar al Sistema inmune (SI), y eso solo podrá ser mediado si administramos peptonas de bajo peso molecular.

Resumen.

Esta terapia es sumamente importante para:
a) nutrir el Yin de los órganos y tejidos que deseemos, y
B) eliminar el TAN mediante inducción a la tolerancia oral.

Supongo que el lector entenderá lo importante de lo aquí escrito y las consecuencias que esto puede acarrear en el mundo de la medicina, sobre todo en el mundo de la reumatología, donde sabemos que la mayoría de las patologías responden a la flema/TAN.

Contraindicaciones.

A) <u>**En el cáncer**</u>, por lo motivos antes descritos.
B) En la <u>**fenilcetonuria**</u>. Es una rara afección, que hace que el organismo que la padece desde su nacimiento sea incapaz de descomponer adecuadamente el aminoácido llamado fenilalanina. Será evidente que este aminoácido no se podrá suministrar, por ello esta terapia está contraindicada en este caso.

Anexo A: Extraer CROMATINA DE FORMA CASERA

El ácido desoxirribonucleico o ADN es el **material genético de los seres vivos**. La extracción de ADN se realiza con la finalidad de hacer estudios genéticos, forenses y en biología molecular. Nosotros podemos extraer ADN de forma fácil con productos caseros con un poco de cuidado.

Para los estudios genéticos más profesionales, se requieren protocolos especiales con diversos pasos y materiales que pueden ser peligrosos. Sin embargo, podemos hacer una extracción de ADN a partir de materiales que tenemos en casa, o que podemos confeccionar en el laboratorio de biología.

Objetivos de la extracción de ADN

El ADN está constituido por dos cadenas de nucleótidos, unidas entre sí formando una doble hélice. El esqueleto presenta grupos fosfato que están cargados negativamente y son polares, lo que le confiere al ADN una carga neta negativa. Dentro del núcleo, esta molécula se encuentra empacada con proteínas a su alrededor.

Los objetivos de esta extracción de ADN son:

1. Aplicar una técnica sencilla para obtener ADN de células vegetales.
2. Comprender el proceso necesario para la extracción del ADN.

El aislamiento del ADN usando el protocolo con sal común y lavaplatos es una alternativa simple, fácil, rápida, económica y no contaminante. Se basa en las características fisicoquímicas del ácido nucleico.

Materiales para realizar la extracción casera de ADN

- Material vegetal, preferiblemente fresas (FRAGARIA VESCA), kiwi (ACTINIDIA CHINENSIS) o plátanos (MUSA SP.).
- Mortero o licuadora.
- Bisturí o cuchillo.
- Baño María (37ºC).
- Gasa o algodón.
- Probeta de 100 ml o taza para medir.
- Tubo de ensayo o frascos pequeños.
- Agua destilada.
- Detergente lavaplatos.
- Sal de cocina o cloruro de sodio NaCl.
- Papel de filtro y colador.
- Etanol o alcohol isopropílico con una concentración mayor a 70%, frio (5ºC).

Pasos para la extracción de ADN

El procedimiento para realizar el aislamiento del ADN sigue los siguientes pasos:

Paso 1: preparación de solución salina-jabonosa

Preparamos una solución salina-jabonosa compuesta con 100 ml de agua (media taza), 10 ml de detergente lavaplatos (1 cucharada) y 13 gr de NaCl o sal de cocina (una cucharada).

Paso 2: preparación de las frutas

Si usamos kiwi o plátano, lo pelamos y cortamos en cubos pequeños, luego lo trituramos en un mortero o licuamos. Si usamos fresas, las podemos colocar en una bolsa con cierre hermético y las machacamos.

Paso 3: adición de la solución de sal y detergente a la fruta

En el mortero con la fruta triturada (o en la bolsa con las fresas) vertemos la solución salina-jabonosa y continuamos el proceso de romper las frutas. Opcionalmente, podemos colocar el preparado en un baño de María a 37ºC durante 15 minutos para facilitar la extracción

Paso 4: separación del material sólido, proteínas y lípidos

Pasamos por un colador o papel de filtro para retirar el grueso de la sopa de fruta y luego, a través de la gasa o algodón, hasta obtener 5 ml del liquido filtrado en un tubo de ensayo o 50 ml en un frasco.

El jugo de fruta salado-jabonoso se cuela y se filtra para quitarle los sólidos, proteínas y lípidos a la solución acuosa del ADN.

Paso 5: precipitación del ADN por acción del alcohol

Sobre el jugo de fruta, vertemos lentamente por las paredes del tubo de ensayo etanol o isopropanol frio. Dejamos reposar unos minutos. Debe aparecer una capa blanquecina gelatinosa.

Si introducimos una varilla de vidrio o un palito de madera, con movimientos circulares podremos recuperar el ADN enrollado en la varilla.

Explicación de las etapas de la extracción de ADN

Cuando realizamos un experimento en ciencia, siempre es indispensable entender el **fundamento de las técnicas y por qué suceden los fenómenos**. Veamos la explicación de cada etapa.

Elección del material vegetal

Las plantas poseen tres tipos de ADN: el nuclear, el mitocondrial y el cloroplástico. Además, la mayoría de las plantas presentan **poliploidia**, esto es, la condición de algunas células u organismos de poseer más de un conjunto de cromosomas.

Por ejemplo, los seres humanos tenemos dos pares de 23 cromosomas (23 x 2 = 46 cromosomas en total), es decir, somos diploides. Mientras que las plantas pueden ser triploides (3 conjuntos de cromosomas), tetraploides (4 veces la cantidad de cromosomas) o más.

Las fresas cultivadas (Fragaria x ananassa) maduras son un material excelente para extraer ADN. Son fáciles de triturar y contienen enzimas, llamadas pectinasas y celulasas, que ayudan a romper las paredes celulares. Además, las fresas son octoploides (7 cromosomas x 8 = 56 cromosomas), es decir, tienen ocho copias de cada cromosoma, lo cual proporciona más ADN que la banana o el kiwi.

El kiwi tiene 29 cromosomas y es tetraploide. La banana o plátano tiene 11 cromosomas y la mayoría es triploide. Pero también se puede hacer este experimento con cebollas, lentejas u otro vegetal.

Ruptura de tejidos, paredes y membranas celulares

Mediante fricción con el mortero o por el licuado del material, se rompen las uniones entre las células y la pared celular. Esta homogeneización facilita el efecto de lisis o ruptura que ayuda a liberar el material genético.

El jabón o detergente líquido ayuda a romper las membranas celulares, que están compuestas por lípidos. Las moléculas de detergente ayudan a romper las membranas celulares y liberar el ADN del núcleo.

Eliminación de proteínas y lípidos

Los componentes no solubles como el material fibroso y las proteínas se separan del ADN por filtración.

Después que son eliminados los lípidos y las proteínas, los grupos fosfato del ADN están cargados negativamente y son polares. El ADN se disuelve en soluciones acuosas, pero es insoluble en alcohol.

La adición de etanol y altas concentraciones de iones sodio que se unen a los grupos fosfato, reduce las fuerzas repulsivas entre las cadenas y permite que el ADN se pliegue sobre si mismo haciéndolo insoluble. De esta forma precipita y forma una malla filamentosa blanquecina que contienen proteínas y otros materiales.

¿Cuál es el papel de la trituración?

Romper las paredes celulares y separar las células.

¿Cuál es el papel de la adición del detergente?

El lavaplatos o el champú ayuda a disolver la membrana celular que es una bicapa lipídica.

¿Cuál es el papel del cloruro de sodio?

El cloruro de sodio ayudar a separar algunas de las proteínas que están unidas al ADN. También mantiene las proteínas disueltas en la capa acuosa de forma a impedir que estas precipiten también con el alcohol, junto con el ADN.

Los iones sodio y cloruro neutralizan las cargas negativas del ADN. Adicionalmente, los cationes sodio (Na^+) contrarrestan las cargas negativas de los fosfatos del ADN.

¿Para qué sirve el alcohol en la extracción del ADN?

El alcohol disminuye la constante dieléctrica de la solución acuosa. El etanol frio provoca que el ADN se separe del agua y precipite. Cuando el ADN se separa de la solución acuosa, tiende agruparse, lo que hace que sea visible. Las largas cadenas del ADN se enrollarán alrededor de la varilla al revolver la interfase entre las dos capas.

Anexo (B). Embriogénesis según la Medicina China.

En este apéndice voy a desarrollar un poco por encima la teoría de los campos morfidos en relación con la biología del desarrollo.

Sabemos que las células que configuran al zigoto se dividen varias veces para formar el blastocisto, este acumulo de células esta formado por menos de 150 unidades. El blastocisto se divide en dos estructuras, por un lado, la capa, que es como un huevo, y por otro las células del interior. El blastocisto queda configurado el día 5 después e la concepción. Ahora expliquémoslo a través de la MTC.

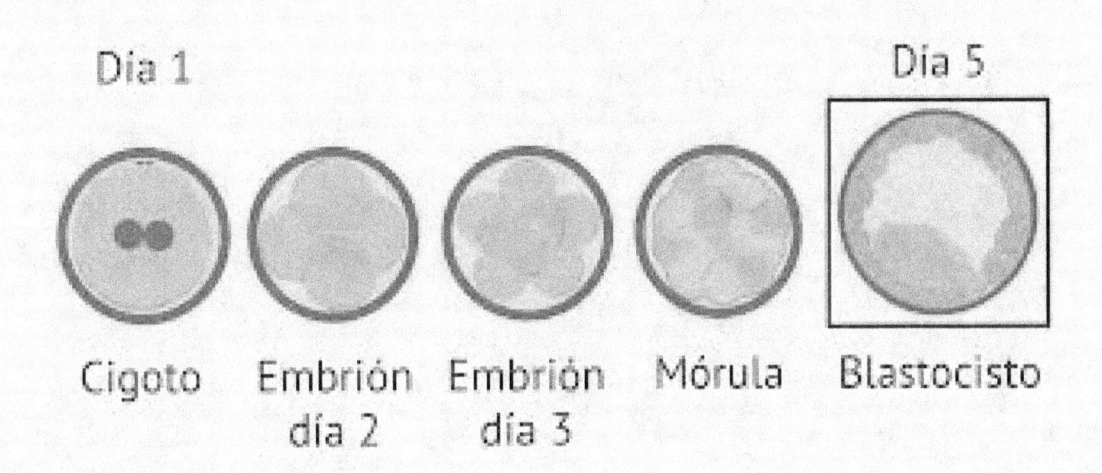

Voy a describir el desarrollo del ser humano:

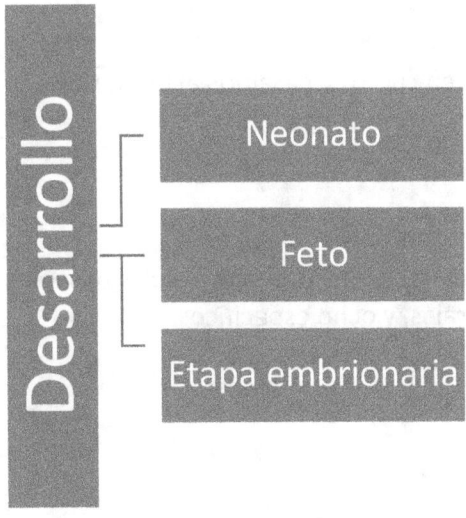

Etapa embrionaria.

Según la MTC tendríamos dos etapas: la primera, *Cielo anterior*, antes de la concepción y *Cielo Posterior* después de la concepción.

Nos vamos a centran en la etapa posterior. Una vez nuestros progenitores han copulado y han diseminado sus células diploides, estádse unirán siguiendo el orden siguiente:

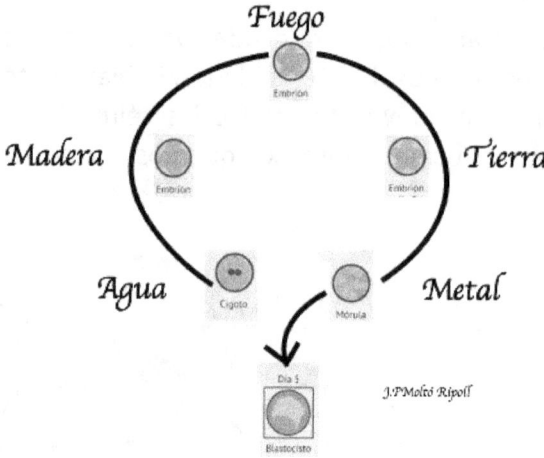

Agua.

Fase inicial, donde se divide la primera célula, generando el Zigoto.

Madera.

Estas dos células, ahora se dividen en cuatro y pasamos al primer estado del embrión.

Fuego.

Estamos en un estadio muy interesante, pues de cuatro células pasamos a ocho, y ya hemos generado tres campos morfogenéticos generales, y ocho específicos.

> 1ro Dai Mai. 2d Chong Mai. 3 y 4 Du Mai y Ren Mai, los cuatro siguientes: Yang Kiao y Yin Kiao. Yang Wei y Yin Wei.

Ocho vasos maravillosos

⬤ Embrión	Fuego	Endodermo	San Jiao Superior
⬤ Embrión	Madera	Mesodermo	San Jiao Medio
⬤ Cigoto	Agua	Ectodermo	San Jiao Inferior

Cuando estamos en la tercera división ya se han formado los campos morfogenéticos que configuran las tres capas embrionarias y que la tradición metafóricamente llamo San Jiao, y los ocho vasos maravillosos que como sabemos codifican todas las proteínas.

Nota importante: el San Jiao no se puede formar sin su acopado que es el Maestro corazón que como sabemos (Moltó 2018. Liu Zhen 2019) configura las fascias.

Tierra

De ocho pasamos a dieciséis. Blastocisto

Metal

Fase muy importante pues ya tenemos la mórula, ya hemos pasado las cinco fases, y se ha configurado el cielo posterior, ahora tenemos 32 células, de aquí pasamos al blastocito. Su primera división empieza por 64, donde entrara toda la configuración de los hexagramas y su codificación proteica. Empiezan a generarse todos los demás campos morfogenéticos.

Blastocisto

El blastocito ya es un embrión temprano que se divide en dos partes. Por un lado la capa externa (trofectodermo), que acabara generando la placenta, y por otro lado una masa de células, llamadas ICM, (inner cell mass). Masa celular interior. Son las células ES, pluripotentes, no son totipotentes porque no pueden generar placenta. Estas células pluripotentes son muy sensibles a cualquier estímulo del citoplasma que enseguida las dirigirá a algún tipo de célula más especializada.

El tema lo dejo aquí, pues es sin duda materia de otro trabajo. Pero quiero señalar que los campos morfogenéticos actúan señalando las vías de señalización para que las células se vayan diferenciando colina abajo en el valle de Waddington.

Anexo c: Análisis Cualitativo de los Patrones

Sin la menor duda todo método de curación debe estar lo más anclado posible a la evidencia. Si queremos que nuestros tratamientos sean de alta calidad deberemos cuidar al máximo nuestra metodología. A la hora de determinar sus diagnósticos, la medicina china se ve inmersa en una gran subjetividad. La toma del pulso, por ejemplo, es evidentemente una herramienta muy usada en la praxis de la evaluación/diagnóstico, así como la observación de la lengua y la anamnesis. Sin embargo, **los detractores** de esta ciencia argumentan que son metodologías ambiguas y no controlables, que arrojan una indeterminación diagnóstica no permisible para una herramienta terapéutica que se *denomine científica*.

Para ser consecuentes, debemos de ser conscientes de las deficiencias de nuestras herramientas y trabajar en este sentido. Sabemos que la medicina ortodoxa utiliza modelos cuantitativos que se basan en sus premisas estadísticas para determinar de forma fiable sus diagnósticos. En este sentido, los acupuntores necesitamos de algún modo herramientas igual de potentes que nos ayuden a cuantificar nuestros abordajes y no se pierda en ello nuestra mirada sistémica del proceso de enfermar.

Por otro lado, nuestro enfoque tanto del diagnóstico/evaluación como del tratamiento es distinto al modelo occidental, que busca lo cuantitativo y medible. Nosotros trabajamos sobre sistemas abiertos y en red, es por ello por lo que somos en cierta forma indeterministas. Sin embargo, esto no nos tiene que detener a la hora de buscar modelos científicos que den soporte tanto a nuestros diagnósticos/evaluaciones como a nuestros tratamientos.

Si bien los modelos cuantitativos son de suma importancia, voy a dedicar mis trabajos y los del laboratorio de Neurociencias y PNIE aplicado a la Acupuntura científica, a buscar modelos cualitativos, no cuantitativos, que nos ayuden a determinar los **patrones**[1] de forma objetiva.

Es por ello por lo que el estudio de la coagulación de la sangre en vivo, de la capiloscopia, y el análisis de sangre con campo oscuro, son áreas de trabajo y desarrollo que no debemos de olvidar, y en la que nos vamos a centrar en estos trabajos. En este trabajo nos centraremos en la coagulación de **sangre en seco**, para posteriormente ir desarrollando las otras miradas.

Las técnicas que voy a ir desarrollando en este trabajo por lo general no son aceptadas o utilizadas por la medicina oficial, no voy a entrar a señalar los motivos por los cuales pueda pasar esto, dado que no quiero perder más tiempo en este sentido. Sin embargo, ni la medicina china ni muchas de las prácticas de esta se consideran acertadas según los baremos de la "ciencia".

No obstante, precisamente la ciencia debe de estar abierta a nuevos enfoques y ser en todo caso la evidencia la que dictamine lo que es y no es ciencia.

---

[1] Utilizo el nombre patrón en vez de síndrome para no confundir al lector en ciencias de la salud, pues un síndrome está bien definido en el modelo medico y no es en absoluto a lo que se refiere la Medicina China.

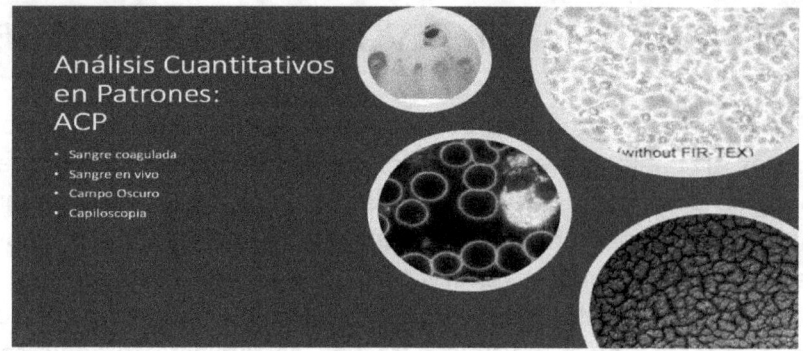

Pero algo de razón tienen cuando señalan que faltan trabajos de rigor que nos avalen, así pues, vamos a ir trabajando en este sentido, para que dentro de unos años párrafos como el que he escrito no tengan sentido.

Este trabajo se centra en cuatro campos:

A) Estudio de la gota de sangre en seco.
B) Estudio de la sangre en campo oscuro.
C) Estudio de la sangre en vivo.
D) Estudio de los capilares en vivo.

Todos estos estudios convergen en la teoría de los patrones de la medicina china, que son la forma de clasificar las distonias neurovegetativas, neuroendocrinas y neuroinmunológicas propias de la teoría.

Índice alfabético

3

36 E · 100
39VB · 28, 111

4

40E · 21, 32

8

8E · 32
8VB · 32

A

ÁCIDO ASPÁRTICO · 145
ÁCIDO GLUTÁMICO · 144
acupuntura · 14, 15, 16, 18, 19, 20, 22, 25, 26, 28, 30, 31, 32, 38, 39, 40, 41, 48, 50, 51, 80, 86, 87, 88, 90, 95, 100, 101, 102, 105, 106, 109, 110, 111, 112, 113, 114, 115, 116, 129, 139
Acupuntura Científica · 15
ADN · 21, 22, 23, 26, 29, 49, 56, 57, 58, 59, 61, 62, 63, 66, 70, 77, 79, 81, 84, 93, 94, 95, 96, 99, 100, 105, 106, 107, 108, 109, 112, 114, 144, 167, 168, 169, 170
ALANINA · 71, 136
alostáticas · 154
aminoácidos · 23, 24, 26, 28, 30, 32, 33, 34, 47, 48, 49, 57, 58, 61, 62, 68, 76, 79, 80, 123, 125, 126, 127, 128, 133, 139, 140, 146, 149, 153, 155, 156, 159, 160, 165
ARGININA · 71, 73, 137
ASPARRAGINA · 72, 146

B

Blastocisto · 174
Blastocito · 174

C

cáncer · 25, 27, 31, 40, 80, 96, 99, 100, 101, 102, 103, 104, 110, 148

Ch

Chong Mai · 117, 121, 122, 132, 133, 134, 138, 140, 141, 143, 145, 147, 149

C

CISTEINA · 74, 133
conentivo · 16

D

Dai Mai · 117, 121, 122, 129, 133, 134, 140, 141, 143, 145, 147, 149
Du Mai · 117, 121, 122, 128, 131, 132, 133, 135, 136, 138, 141, 145

E

epigenética. · 39, 105, 112
epiterial · 16

F

factor de crecimiento · 161, 163
FENILALANINA · 75, 143

G

GLICINA · 70, 76, 130
GLUTAMINA · 70, 73, 148

H

herencia transgeneracional · 113
HISTIDINA · 73, 148
histonas · 94, 108, 109, 111
Hun · 8, 83, 84

I

ISOLEUCINA · 72, 140

J

JingQi · 21, 81, 82, 84, 93, 105, 116, 117

L

LEUCINA · 74, 75, 139

Lisados · 152
lisadoterapia · 152, 153, 154, 157, 158, 159, 160, 161, 162, 164
LISINA · 72, 147

M

marcadores somáticos · 90, 91, 109, 113, 114
Medicina · 14, 18, 43, 81, 89, 90, 93, 107, 116, 171
membranas · 17, 36
METIONINA · 72, 128

O

órgano especificidad · 159

P

pa kua · 118
peptonas · 127, 132, 152, 153
Pirrolisina · 149
Pischinger · 39, 40, 41, 114
plasticidad · 111, 131, 133
PNIE · 32, 51, 86, 88, 90, 113
PO · 8, 82, 83
PROLINA · 73, 145
Proteómica · 8, 84
Psiconeuroacupuntura · 111
Psiconeuroinmunoendocríno. · 113, 129

R

Ren Mai · 117, 121, 122, 140, 141, 144, 145, 147, 148

S

Selenocisteína · 149
SERINA · 71, 75, 132
STOP · 74, 149

T

TAN · 21, 31, 57, 127, 136, 158, 164, 165, 166
Telomerasa · 100, 101, 102, 103
teoría quimioplástica · 155
TIROSINA · 74, 134
tolerancia oral · 158, 164, 165, 166
TREONINA · 72, 135
TRIPTOFANO · 74, 129

U

ubiquitinas · 14

V

VALINA · 71, 141
vasos maravillosos · 68, 116, 118, 173

W

Waddmington · 105

Y

yuanqi · 18, 60, 62, 114
YuanQi · 21, 53, 55, 81, 82, 84, 93, 98, 100, 114, 115, 117

Bibliografía.

Introducción

Bruce H. Lipton. (2007). La biología de la creencia. Palmyra
The Nobel. Ubiquitin. **http://nobelprize.org/nobel_prizes/chemistry/laureates/2004/**

Capítulo 1. Las cinco moléculas esenciales para la célula

Biomoléculas. Centro de investigación y documentación en MTCh. Junco verde. Buenos Aires.
David Nelson & Michael Cox (2004) Glycolysis, Gluconeogenesis and the Pentose Phosphate Pathway. Lehningher´s Principles of Biochemistry.
Dimitri Jacques. (2019). Del intestino a las enfermedades psíquicas. Ediciones Obeisco
G. Maciocia (2012). Fundamentos de Medicina China. Elsser
Hashimoto T. (1977). "Immune response in animal lymph nodes by E_A stimulation" Japan am. Acup   5/3.229-236.
Jeremías David Victorio Huber. (2019) Biología y Medicina Tradicional China, sobre la función de las moléculas.
Michel Sela eta al (1957). Ruptura de reducción de puentes de disulfuro en la ribonucleasa. National Institutes of Health. Bethesda MD. Science, Volumen 125.
Moltó Ripoll J.P. (2019). Acupuntura Científica, sus bases. Editorial PNA. Amazon.
_____ (2019) Análisis Cualitativos sistémicos de los patrones en Medicina China. Editorial PNA. Amazon
_____ (2019). Acupuntura Tradicional. Editorial PNA. Amazón
_____ (2012) Fundamentos clásicos y contemporáneos de la Medicina China. Editorial Dilema
_____ (2013, 2019) Farmacopea y Psiconeuroacupuntura. Editorial PNA.
Padilla, Juan Raez (2015). *Manual de simbología*. Septem Ediciones
Shenxi Prov, Xian Sch. Of Hyg.Selected Mat. (1959)."The effects de E-A on the phagocytosis funcion of leukocytes. On elec. Acu vol.
Sanger F. (1988) Sequences. Ann. Rev. Biochem. 57:1-28
Yuzheng Z. Ruiying Y. Yaquin Z. (1990). "The influence of mx in the immunity of experimental rabbits". Adv.I n acup and acup. Anesth P.513.

Capítulo 2. La membrana

Alberts, B., Bray, D., Lewis, J., Raft, M.Roberts, K. and Watson, J. D. (1983) in Molecular Biology of the Cell, pp. 717-765. Garland Publishing
Adey, W. R. (1986) Bioelectrochem. Bioenerg. 15,447~456
Blank, M. and Findl, E. (eds) (1987) Mech- anistic Approaches to Interactions of Electric and Electromagnetic Fields with Living Sys- tems, Plenum Press
Becker, R. O. (1981) Mechanisms of Growth Control, Thomas
Edgardo Lopez. (2005). Acupuntura Neurofisiológica.
Kinosita, K., Jr, Ashikawa, I., Saita, N., Yoshimura. H. Itoh, H. Nagayama, K. and Ikegami. A. (1988) Biophys. J. 53, 1t115-1019
Moltó Ripoll. J.P (2018) PINE. Acupuntura Científica basada en la Psiconeuroinmunoendocrinología. Editorial Letreame.
_____ (2019). Acupuntura Científica, sus bases. Editorial PNA.
Stryer, L. (1986) Annu. Rev. Neurosci. 9. 87-119
Tsong, T. Y., (1989) Deciphering the lenguaje of cell, Trends in Biochemical Sciences, 14
Witt, H. T., Schlodder, E. and Graber, P. (1976) FEBS Lett. 69,272-276

Capítulo 3. Bioenergía

Cooper & Hausman. (2017). La Célula. Séptima edición. Marbán

Cristina Varástegui. (2015). *Efectos de la acupuntura sobre la fatiga inducida por ejercicio s físicos exhaustivos.* rev int acupuntura. 2015;9(4):131–133

Elisa Cabiscol (2014). Oxidación celular y envejecimiento. Radiales libres: Doctor Jekyll y mister Hyde.

G. Maciocia. (1998). Los Fundamentos de la Medicina China. Aneid Press

Lane, Nick (2009). *Life Ascending: The Ten Great Inventions of Evolution.* New York: W.W. Norton & Co.

Mitsuishi Y, Motohashi H, Yamamoto M. 2012. The Keap1-Nrf2 system in cancers: stress response and anabolic metabolism. Front Oncol. 2: 200

Molina Heredia (2012) El lado oscuro del oxigeno.

Moltó Ripoll. (2019) Acupuntura Tradicional. Ediciones PNA. Amazon

_____. (2020) ACP: Análisis Cuantitativos de los patrones de la MTC. Editorial PNA. Amazon.

Norma Edith López-Diazguerrero et al. (2013). Hormesis, lo que no mata fortalece. Gaceta Médica de México. 2013;149:438-47

Radak Z, Zhao Z, Goto S, Koltai E. (2011). Age-associated neurodegeneration and oxidative damage to lipids, proteins and DNA. Mol Aspects Med. 32:305-315.

Wagner, Andreas (2014). *Arrival of the fittest* (first ed.). New York: Penguin group. p 100.

Zhou Xue-sheng. (2010). Fundamentos. People´s Medical Publishing House

Capítulo 4. Fundamentos de biología

G. S. Stent (1969) The Coming of the Golden Age.

James Watson, Francis Crick (1953). Genetical implications of the structure of deoxyribonucleic acid. Nature 171:964-967

_____. Molecular structure of nucleic acids. Nature. 171:737-738

Leibnitz (1703) Two Letters on the Binary Number System and Chinese Philosophy.

Meselson, M. F. W. Stahl (1958). The replication of DNA in Escherichia coli. Proc. Natl. Acad. Sci. USA 44:671-682

René Guenón, (1946). La Gran Triada. Nancy, Francia, 1946

Ricard Wilhelm. (2005). I Ching. El libro de las mutaciones. Eldhasa

Sidney Brenner, François Jacob, Matthew Meselson (1961). An unstable intermediate carrying information from genes to ribosomes for pretein synthesis. Nature 190:576-581

Toty de Naverán. (2002). Los olvidos de la memoria. Miraguano Ediciones.

Tomas Alcocer. AND y ARN. Instituto "Alcocer" apuntes propios.

Capítulo 5. Código genético e I´Ching

Baltimore, D., Nature, 226, 1209 (1970)

Cann, Alan J. (2005). *Principles of Molecular Virology* (4 edición). Burlington, USA: Elsevier. Temin, **H.**

Gunther S.Stent (1969). The Coming of the Golden Age.

Moisés Sepulvera (2008). IChing, El Tao del ADN

M., and Mizutani, S., Nature, 226, 1211 (1970).

Richar Wilhelm (2005). I Ching, El libro de las mutaciones. Eldhasa

Tomas Alcocer. ADN y ARN. Instituto "Alcocer" apuntes propios.

Toty de Naverán. (2002). Los olvidos de la memoria. Miraguano Ediciones.

Capítulo 6. Bases de la genómica y su relación con la MTC y redes

Carmen Martorell et al. (2016). Benshen: los espíritus del individuo. Rev int acupuntura. 2016;10(4):131–146

James R.Valcourt. 2018. Sistémica, Cómo la biología de sistemas ha revolucionado la medicina moderna. LIBSA

M. Dubourdieu. M.L Nasi. (2017). "Cáncer, y Psico-Neuro-Inmunología". Edit Nativa.

Marcelo Pakman. (2006). "Obras escogídas de Heinz von Foerster: Las semillas de la cibernética". Gedisa Editorial.

Moltó Ripoll. (2019) Acupuntura Científica sus bases. Editorial PNA. Amazon

N. Weiner. (1948). "Cybernetics". Nueva York, Wiley.

Sandra Jiménez. (2011) Hun el alma etérica

Capítulo 7 Genes y genomas

Aik Kia Khaw, M Pradeepa Hande, Guruprasad Kalthur, M Prakash Hande (2012) Curcumin inhibits telomerase and induces telomere shortening and apoptosis in brain tumour cells. J Cell Biochem. 2012 Nov 28. Epub 2012 Nov 28
E. Blackburn, E. Epel y Jin. (2015) Human Telomere Biology: A Contributory and Interactive Factor in Aging. Disease Risks, and Protection. Science (NY) 350. Núm 6265
Elizabeth Blackburn (2012). La solución de los telómeros. Aguilar
L. Rode. Et al (2015). Peripheral Blood Leukocyte Telomere Lenght and Mortality Amomg. Journal of the national Cancer Institute.
Miguel A. Muñoz L. Paula M. Águeda T, Kurt W, Ana C, M-S, Fátima B. Maria A. (2018). AAV9-mediated telomerase activation does not acelerate tumorigenesis in the contex of oncogenic K-Ras-induced lung cancer. PLoS Genetics.
Rodríguez, Tori. (2013). "El estrés corta los telómeros" Mente y cerebro. Nº60.
Susan M. Berget, Claire Moore y Phillip A. Sharp. (1997) Splicing o empalme de segmentos en el extremo 5´del ARNm tardío del adenovirus 2. Academy os Science USA, Vol 74. Págs., 3171-3175
T.Vulliamy, A.Marrone, F.Goldman, A.Dearlove, M.Bassler, P.J.Mason, I.Dokal (2002). The RNA Component of Telomerase Is Mutated in Autosomal Dominant Dyskeratosis Congenita. Nature 413.
Yung LY et al. (2012). Astragaloside IV and cycloastragenol stimulate the phosphorylation of extracellular signal regulated protein kinase in multiple cell types. Jan;78(2):115-21. doi: 10.1055/s-0031-1280346. Epub 2011 Nov 14.
Zhao Y. Et al. (2015). Astragaloside IV and cycloastragenol are equally effective in inhibition of endoplasmic reticulum estress-ssiciated TXNIP/NLR3 Inflammasome activation in the esdothelium. J Ethnopharmacol. 2015 Jul1; 169:210-8. doi: 10.1016/j.jep.2015.04.030. Epub 2015 Apr 25.

Capítulo 8. Epigenética.

Adrina Bird et al. (1980) Cell 40: 91-99
Adkins. George (2011) Biochem Cell Biol. 89: 1-11
Black, D.L. (2000). Protein diversity from alternative splicing: a challenge for neuroscience. Oxorrd. Blackwell
Brownell et al.(1996) Cell 85 4:843-51
Celotto,A.M, Graveley, B.R.(2001). Alternative splicing of the drosophila Dscam pre-mRNA is both temporally and spatially regulated. Genetics 159
Jenuwein y Allins. (2001). Science 293: 1.074-80
Kuo et al. (1996) Nature 383: 269-72
Dawkins. R (1976). The selfish gene. Oxord University Press
Denis Noble (2006). La musica de la vida: Más allá del genoma humano. Akal, ciencia.
Lewis et al (1992). Cell. 69: 905-14
Moltó Ripoll. (2018) Meridianos y campos morfogenéticos. Editorial PNA.
Nan et al (1998) Nature 393: 386-9
Nessa Carey. (2011). La revoluación epigenética. Buridán
Gould, S.J. (2002). The structure of evolutionary theory. Cambridge. Mass. Harvard University Press
Vettese-Dadel et al (1996) Embo J. 15: 2.508-18
Waddington, C.H. (1957) The Strategy of the Genes, Geo Allen & Unwin.
Campbell et al. (1996). Nature, 380: 64-6

Capítulo 9. Acupuntura entorno y genes

Anwey et al. (2005). Science 308: 1.466-1.469

Capítulo 10 y 11.

Gurdon et al. (1958) Nature 182
____ (1960) J Embriyol Exp Morphol. 8: 505-26
____ (1962) J Hered 53: 5-9
____ (1962) Dev Biol. 4: 256-73
____ (1962) J Embriyol Exp Morphol 10: 622-40
Matt Ridley, (1999). "Genoma" Taurus.

Marguios. Teorías de la "biosíntesis"
Moltó Ripoll. (2018) Acupuntura Científica, sus bases. Editorial PNA
____ (2005) Una perspectiva de la Inteligencia Artificial en su 50 aniversario. Campus multidisciplinar en Percepción e Inteligencia. CMPI-2006. Sección de percepción e inteligencia Bio-inspiradas. 84-689-9560-6.
Moltó Ripoll, Botella Mira. (2014). "Psiconeuroacupuntura: un puente de unión entre oriente y occidente". Actas del congreso.
Universidad de Medicina China y Farmacología Chinas de Bejing, (2012), "El diagnóstico de la MTC", editorial Mandala
Z.H. Cho, C.S. Na, E.K. Wang, S.H. Lee, L.K. Hong et al. "Resonancia magnetic 11 pesquisas de investigación". Revista Medicina Chinesa.
Tom Shakerperare, Eticista, Universidad de Newcastle.
Kandel, E.R.; Schwartz, J.H. & Jessell, T.M. (2001). Principios de neurociencia. Cuarta edición. McGraw-Hill Interamericana. Madrid.
Triglia, A.; Regader, B. y García-Allen, J. (2016). Psicológicamente hablando. Barcelona: Paidós.
De Paz, Patricia (2006). Estimulación de la síntesis de colágeno en cultivos celulares. Universidad de Granada.
Ivanov, V. T. y A. N. Shamin (1982) Historia de la síntesis de la proteína, Editorial Mir, Moscú.

Capítulo 12: Inmunomudulación y Lisaodoterapia y Acupuntura.

Carlos L.Villar. (1999) La lisadoterapia. Sociedad Argentina de Lisadoterapia.
Dres. BÁEZ, Antonio Guillermo; FELDMAN, Sara; COINTRY, Gustavo. "XXXI Jornadas Anuales de la Asociación Argentina de Alergia e Inmunología Clínica y el XI Congreso del Cono Sur de la Sociedad Latinoamericana de Alergia, Asma e Inmunología."
Instituto Sucesores Alfredo Villar. (2010).": Razón y ser de los hidrolisados proteicos sus aminoácidos y cadenas peptídicas". Villar lab.

Anexos.

Juan Pablo Moltó Ripoll (2018) Acupuntura Científica basada en la PNIE. Letreame.
Liu Zhen et al. (2019) Acupuntura, una farmacia en el cuerpo. Oberon
Moltó Ripoll. Juan Pablo (2019) Análisis cualitativos de los patrones, a través de una gota de sangre.

www.ingramcontent.com/pod-product-compliance
Lightning Source LLC
Chambersburg PA
CBHW080543220526
45466CB00010B/3014